U0297299

董氏奇穴速查手册

主编／王　敏　石金芳

中国医药科技出版社

内 容 提 要

　　为了更好地弘扬和普及董氏奇穴，使董氏奇穴易记、易查，更好地服务于人类的健康，作者经过多年对董氏奇穴的总结和临证而编写了本书。本书不但内容丰富广泛，还新增了很多穴位、清晰明了，使读者易学、易懂、易用。为方便读者理解、记忆，书后还附有穴名索引，便于读者查阅。本书可供中医临床各科医生研读，也可供针灸爱好者学习使用，还可以作为中医按摩师、刮痧师、康复师、理疗师、中医院校学生、董氏奇穴爱好者、国外中医爱好者及亚健康群体自我保健的参考用书。

图书在版编目（CIP）数据

　　董氏奇穴速查手册/王敏，石金芳主编 . —北京：中国医药科技出版社，2013.9

　　ISBN 978 - 7 - 5067 - 6274 - 8

　　Ⅰ. ①董… Ⅱ. ①王… ②石… Ⅲ. ①奇穴 - 手册
Ⅳ. ①R224. 2 - 62

　　中国版本图书馆 CIP 数据核字（2013）第 186728 号

美术编辑　　陈君杞
版式设计　　郭小平

出版　　中国医药科技出版社
地址　　北京市海淀区文慧园北路甲 22 号
邮编　　100082
电话　　发行：010 - 62227427　邮购：010 - 62236938
网址　　www. cmstp. com
规格　　787 × 1092mm $\frac{1}{32}$
印张　　5 $\frac{3}{8}$
字数　　83 千字
版次　　2013 年 9 月第 1 版
印次　　2024 年 4 月第 14 次印刷
印刷　　大厂回族自治县彩虹印刷有限公司
经销　　全国各地新华书店
书号　　ISBN 978 - 7 - 5067 - 6274 - 8
定价　　**18.00 元**

本社图书如存在印装质量问题请与本社联系调换

金鍼慶月

為王敏先生題

壬辰夏月 許元慶

精鉴求精

金芳道友雅正

辛巳年李土生书

禅者广施

中醫奇苑

贈 王敏醫生

韶山

编 委 会

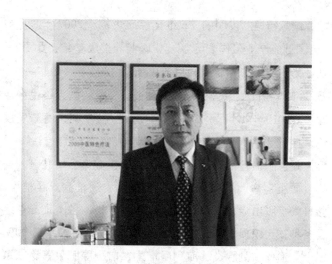

主编简介

效华佗之行,仿观音之道,精研医术针法,悬壶济世,乃吾平生之夙愿。

王敏,中国健康促进协会健康教育专家,"5维全息疗法"研发人,"董氏奇穴弘扬人","中华百业功勋人物","全国名医理事会副理事长","中华医学研究会副会长","中医针灸高级指导师"。祖籍河北省保定市,1969年生于内蒙古赤峰市元宝山区,自幼随家族学医。从医近20年,先后在赤峰市医药集团医院、中国中医研究院、辽宁省朝阳市中医院骨伤科、前列腺科、针灸科;朝阳县中医院中医科、北京玉林中医院针灸科、北京维多利亚医院中医疑难病科做中医临床工作;曾多次受邀到泰国、韩国、新加坡等国家行医。发明的"5维全息疗法"于2007年8月被"全国健康产业工作委员会"、"医药养生康复专业委员会"认证为"继承创新优秀项目成果",并被授予"中华名医"及"中华名针"荣誉称号,并且被该委员会聘为终生客座教授。2010年1月,"5维全息疗法"被中国中医药发展论坛授予"中医特色疗法"。现运用"5维全息疗法"治疗失眠、脑血栓后遗症、偏瘫、脑瘫、截瘫、单肢瘫、面瘫、面肌痉挛、面瘫后遗症、糖尿病、颈椎病、腰椎病、腰椎间盘脱出症、肩周炎、风湿性关节炎、各类疑难杂症及各种软组织损伤引起的痛证10000余例,治愈率达90%以上;治疗前列腺炎、前列腺增生、前列腺肥大等泌尿系统疾病10000余例,治愈率达90%以上。2009年,在韩国举办的国际医学博览会上,"5维全息疗法"被评为高新医疗技术并获金奖,研发人也因此被韩国国际医学会聘为终生客座教授。2009年12月19日,入编中国国家人才网专业人才库;2010年1月16日,被中国医疗保健国际交流促进会,中老年保健专业委员会授予"中医特技人才"荣誉称号;2010年12月18日,入编"中国当代名医名院珍集";2012年8月,被中医药发展论坛授予"中医药事业发展特殊贡献奖"。

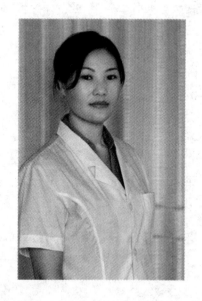

主编简介

　　石金芳,毕业于内蒙古医学院,国际亚健康协会特聘专家,"董氏奇穴弘扬人","5维全息疗法弘扬人"高级针灸师、中国针灸学会会员、1976年生于山东省临沂市。2005年学习董氏奇穴及"5维全息疗法",现已成功地运用董氏奇穴及5维全息疗法,治疗失眠、脑血栓后遗症、偏瘫、脑瘫、截瘫、单肢瘫、面瘫、面肌痉挛、面瘫后遗症、糖尿病、颈椎病、腰椎病、腰椎间盘脱出症、肩周炎、风湿性关节炎、各类疑难杂症及各种软组织损伤引起的痛证10000余例。

目录 CONTENTS

第二章 二二部位（手掌部位） / 55

第三章　三三部位（小臂部位）　/　68

第六章　六六部位（足掌部位）　/　86

第七章　七七部位（小腿部位）　/　94

第八章　八八部位（大腿部位）　/　103

第九章　九九部位（耳朵部位）　/　117

第十章　十十部位（头面部位）　/　120

第十一章 背部部位 / 127

第十二章 前胸部穴位 / 132

绪　论

一、董氏奇穴之穴位与取穴

（一）董氏奇穴之分布

董氏奇穴内容计有 740 余穴，分布于手、臂、足、腿、耳及头面等处，虽不像十二经络之循环不断，相接无端，但亦有一定脉络可寻，规律而简单，例如，指部称"一一部位"，手掌部称"二二部位"，小臂部称"三三部位"，大臂部称"四四部位"，足趾部称"五五部位"，足掌部称"六六部位"，小腿部称"七七部位"，大腿部称"八八部位"，耳朵部称"九九部位"，头面部称"十十部位"，另有"前胸部位"及"后背部位"，也是十二个部位，并不难找寻。同时，这些穴位的分布，在功效方面和十二经穴亦有一定的联系，比如肝门能治急性肝炎，位于小肠经上，腕骨能退黄，亦在小肠经上，这是认识到小肠为分水之官，能清利湿热的应用。又如心门与小海相近而治心脏病变，其门、其角、其正在大肠经上，能治痔疮，解穴能治气血错乱与梁丘相近等，便都足以说明董师对经络及藏象学说有深刻认识，才能发现这么多新穴。

此外，董师对神经学说的应用也有特别的发挥。神经学、解剖学指出，人体各部在大脑皮层投射代表区的大小，与该部的功能繁简成正比，手是劳动器官，足是运动器官，功能都很复杂，它们在大脑皮层上的投射代表区也就较人体其他部分大，如此，在大脑皮层上与其相联系的神经元数量也就较多，其主要机能就较大，而有利于临床的应用，董氏奇穴大部分分布于肘膝以下，就是此原理的发挥。还有在手上、脚上，拇指、拇趾的功能就比其他的指、趾复杂，疗效当然更为广泛，这也就是董师何以乐用大敦、隐白、太冲等穴并在拇指附近研创妇科、制污、止涎、五虎、灵骨等穴的原因。

（二）董氏奇穴之命名

董师虽然创见奇穴甚多，但从无一穴以自己姓名命名，他认为医学为救人之利器，为社会之所需，不应私密而主张公开，研究奇穴之目的，亦无一丝名利之图，其伟大精神令人钦佩，反观时下偶有一见，尚未定论，恐或为别人所据，即迅速冠以某某合谷、某某血海、某某三阴交等。至于那些剽窃别人创见将穴改名，企图偷天换日之人，则又岂能不觉愧耻。

董氏奇穴之命名有以部位名命者，如正筋、灵骨、正会、肩中、侧三里、四花中、外穴等。有以效用命名者，这一类比例极大，又分以五行命名者如土水、木穴、水金、木火、木斗、木留等，以藏象命名者，如妇科、脾肿、眼黄、肝门、肠门等，也有以部位与效用结合命名者，如手解、指肾等。还有以穴位之数字命名者，如三重、三江、双河、七星、五岭等。了解了董氏奇穴命名的方法，不但对奇穴的位置易于控制，对于其应用更能掌握。

（三）董氏奇穴之取用

1. 暗影及青筋

暗影有时亦可称之为发乌，亦系病变之一种反应，即当某脏腑或某经络有病变时，常常在某处发现暗影，一般而言，在手掌及面部较易出现，身体其他地方也会有此现象，不过较难发现而已，这种方法除了说明病变有助诊断外，并且有些可以以之施针产生治疗作用，此法董师甚为精通，以此形成固定治疗穴位，例如水金治咳喘，五虎治手脚痛，重子、重仙治肩背痛等，就是此一方法之发挥。

此一法则与儿科三关诊断法之原理颇为接近，主要与静脉压有关，静脉压愈高，暗影越明显。它在某种程度上反映体内缺氧的程度，缺氧愈甚，血中还原血红蛋白量就愈高，青紫色的纹路（暗影）就越明显。由于各脏腑之压力不同，反应之部位亦不尽相同。

青筋相当于静脉瘀，血压波动、心脏及呼吸病变较为常见，其他病如痹证亦可见及。这种静脉形状特别显著，颜色紫蓝，俗称"青筋"，此症多发生在委中、尺泽、臂上部或四肢外侧，鱼际、然谷部也有，更有发生在肠骨前沿及肩胛与腹壁的。凡全身都可因此引起病患。若不注意此症，其所有患处则永不能根治；若能治此，其病患常在 1~2 周后，最迟 1~2 个月，不加治疗就霍然而愈。

据经验，有些病治疗 1 次，即有痊愈者，一般经针治 1 次后即减轻，数次后，其病就根治。治疗时用三棱针刺破络脉，流出些黑血，每隔 5~6 天再放 1 次，直到脉管不出现瘀胀为止。

2. 全息论学说

中医全息学说认为，人体每一个局部均能反映整体，也皆能以之治疗整体，这就是全息论的观点。因此有掌针、眼针、耳针、足针、头针等多种针法的发明。当然，最重要的是体针，体针虽以十四经络对应五脏六腑，但若将手臂、足腿每一部分皆再予区分，每一部分仍能各自治疗全身疾病。这些事实充分反映了人身整体相关。全息论的发现深化了中医学的整体观念，按照生物全息论的观点，人体任一肢节都是整体的缩影，都有与整体相应的穴位，例如，第二掌骨侧上的穴位从指根向掌根，对应有头、颈、上肢、肺、肝、胃、十二指肠、肾、腰、下腹、腿、足等各部位穴位，第五掌骨侧也有这样的对应。在各个节肢及其他较大的相对独立的部分中，都有着与第二掌骨侧相同的穴位分布规律，各个节肢的各穴分布都遵循着与第二掌骨侧一样的比例：头穴和足穴连接的中点是胃穴，胃穴和头穴连接的中点是肺穴，肺穴与头穴之间三等分，从头穴端算起的中间两个分点依次是颈穴和上肢穴。胃穴与足穴之间六等分，从胃穴端算起的中间的 5 个分点依次是十二指肠穴、肾穴、腰穴、下腹穴和腿穴。上述穴位只是具有代表性的点，其他穴位可以以这些穴位为参考点得出。

董氏奇穴的穴位分布与全息律亦有极相似之处，董师强调任一局部穴位皆能治疗全身疾病，董师虽然将全身划分为十二个治疗部位，但每一部位均可独立治疗全身疾病。临床施治时，常艺术化地由患者情况决定针手或脚而治疗疾病。同类性质作用的穴道在手及脚皆有分布，如指五金、手五金、足五金即为此种情况。一个穴组本身常蕴涵全息意味，如灵骨、大白并用为温阳补气要穴，治病之蠹，几乎全身无所不包，疗效之高，亦非其他穴位所可比拟。大白位置与三间相符，而贴近骨头，三间系大肠经俞穴，灵骨在合谷后、叉骨前，两穴合用涵盖俞、原所经之处，若以全息律而论，大白主上焦，灵骨主下焦。又大白、灵骨皆以深针为主，又深透侧面之上、中、下三焦，因此不论纵横，此二针皆涵盖三焦，其效果之大，自是可知。再如五虎穴，自指尖向手掌，依序为五虎一、五虎二、五虎三、五虎四、五虎五。五虎穴董师原治全身骨肿，按此五穴之分布及主治本身即有全息意味，五虎一常用于治疗手指痛、手掌痛及腱鞘炎；五虎三用于治疗脚趾痛（五虎二则用于加强五虎一之作用）；五虎四用于治疗脚背痛；五虎五用于治疗脚跟痛。每一部位全息下点与另一全息上点相交之处，则上下病变皆能治疗，如灵骨即可治脚跟痛，又能治头晕。曲池即能治头晕，又能治下部之膝盖痛。

董师的倒马针法常用两三针并列，虽说因并列加强了治疗作用，但何尝不是借着全息作用，全体互应的结果。尤其是八八部位三针并列的脏腑治疗系列，更与全息律有着不谋而合的关系。例如，治肺脏病的驷马上、驷马中、驷马下；治心脏病的通关、通山、通天；治肝脏病的明黄、天黄、其黄；治肾脏病的通肾、通胃、通背。就有上针治上部、中针治中部、下针治下部的作用。整体合用，全体照应，疗效当然突出。

3. 对应取穴法

《标幽赋》说：交经缪刺，左有病而右畔取，泻络远针，头有病而脚上针。董师善用上病下治，下病上治，左病针右，右病针左，绝不在局部针刺，其治病常采对应取穴，效果卓著。董师常用之对应取穴法有下列几种：

（1）等高对应　即在痛点对侧相等部位施针，左侧病痛可取右侧等高点，右侧病痛也可取左侧等高点，例如左曲池痛可针右曲池。这与物理学说之共振理论有相合之处，治疗某些内科病可采用单侧或双侧异穴针刺，而不同双侧同穴针刺。

（2）手足顺对　将上肢与下肢顺向并列，以肘对应膝为中心对应，可有下列对应：即肩对髋、上臂对大腿、肘对膝、下臂对小腿、手对脚。如髋有病可取肩部穴位（如肩中穴）施治；膝部有病取曲池或尺泽（肘后歌）施治（反之肩部有病也可取髋部穴位施治，肘部有病也可取膝部穴位施治）。杨维杰老师常以五虎穴治脚趾痛，以小节穴治脚踝痛，即系手足顺对之运用。

（3）手足逆对　将上肢与下肢呈逆向排列，可有如下对应关系：即肩与足、上臂与小腿、肘与膝、下臂与大腿、手与髋。如足踝位有病可取肩部穴位治疗，大腿有病可取下臂穴位施治（反之，肩部有病可取足部穴位施治，下臂有病也可取大腿穴位施治），董师常取手上灵骨、后溪等穴治疗坐骨神经痛，亦常取支沟、外关治大腿痛酸，均系手足逆时之应用。

（4）手躯顺对　上肢除与下肢有对应关系外，与躯干亦有对应关系，将上肢自然下垂与躯干呈顺向并列对置，则有如下对应关系：上臂与胸（或背）脘、肘与脐（腰）、下臂与下腹（腰骶），手与阴部。如腰骶或下腹有病可取下臂穴位治疗，阴部病可取手部穴治疗（反之下臂病也可取下腹或腰骶部穴位施治）。董师以大间等5个间穴治疝气即与此一原理有关。

（5）手躯逆对 将上肢与躯干呈逆向并列，可有下列对应关系：即手（腕）与头（颈）、前臂与胸（背）脘、肘与（腰）上臂与下腹（或腰骶）、肩与阴部。如胸脘有病可取前臂穴位施治，下腹有病可取上臂穴位施治（反之，前臂及上臂有病，亦可取胸脘及下腹穴位施治）。董师以肩部之天宗、云白等穴治妇科阴道病，又目前流行之手针以手指治疗头部疾病等都与此一原理有关。

（6）足躯顺对 下肢除与上肢有对应关系外，与躯干亦有对应关系，下肢与躯干顺向并列对置，则有如下对应：即大腿与胸（背）脘、膝与脐（腰）、小腿与下腹（腰骶）、足与阴部。如胸背有病可针大腿，下腹有病可针小腿，反之大腿及小腿有病，亦可在胸腹施治。临床常以内庭治痛经，大敦、隐白治崩漏，以及复溜治腰骶痛，三阴交治下腹病等，其运用皆与此一原理相合。

（7）足躯逆对 将下肢与躯干呈逆向排列，可有下列对应关系：即足与头、踝与颈项、小腿与胸（背）脘、膝与脐（腰）、大腿与下腹（腰骶）。如胸脘有病可针小腿，下腹有病可针大腿，反之胸脘及下腹亦能治大小腿病。临床常以临泣治偏头痛，陷谷治阳明头痛，束骨治后头痛。董师亦以正筋、正宗治颈项不适，都与此一对应法有关。

（8）头骶对应　除了手与脚及手脚与躯干的对应外，头面与尾骶亦形成一种对应。例如，临床上以骶部之长强治癫狂之脑病；以头部之百会治疗脱肛就是常见的例子，董师亦常以冲霄穴治头痛，也是此一原理之运用。

（9）头足对应　头顶百会与脚底之涌泉也形成对应，即所谓"天顶对地门"，所以用涌泉治疗顶痛及脑部病变。

（10）前后对应　人身前后亦有对应关系，如胸背对应、腰腹对应，颈口对应等，董师常以颈部之总枢穴治发音无力、呕吐等，如承浆治项强，就是这种对应的应用。

对应部位	头	胸脘（背）	脐	下腹（腰骶）	阴部
手躯顺对	肩	上臂	肘	下臂	手
手躯逆对	手	下臂	肘	上臂	肩
足躯顺对	髋	大腿	膝	小腿	足
足躯逆对	足	小腿	膝	大腿	髋

4. 体应原理

体应原理是董氏奇穴在治疗方面最有针对性的发明及应用，掌握此原则，不仅能将董氏奇穴应用得更深入、更有效，以之于用在十四经穴方面，也能加强及突出其效果。

体应原理之要点：以骨治骨，以筋治筋，以肉治肉，以脉治脉。

（1）以骨治骨　治骨刺常用削骨针，即四花中及其下3寸的倒马针，两针紧贴骨头才有作用。本组穴位治疗膝盖骨刺，肥大性、退化性关节炎疗效很好。董师扎针，能贴骨就尽量贴骨，例如灵骨、火主、大白等穴贴骨而入，不但针感强而且疗效好。又如常用九里（风市）穴每每深至贴骨，治疗各种风病、疼痛以及半身不遂，疗效甚好。目前有一流派强调骨膜传导，认为骨膜有传导作用，因此扎针时尽量贴骨或抵骨，疗效较佳。

（2）以筋治筋　贴筋进针可治筋病，例如尺泽在大筋旁，可治全身的筋病，对运动病变效果很好。又如正筋、正宗（阿基利斯腱）是一大筋，针刺入正筋、正宗可治疗颈筋强硬，小腿筋紧等多种筋病。

（3）以肉治肉　例如驷马及肩中皆是肌肉较为丰富的部位，最常用来治肌肉方面的病变，尤其是肌肉萎缩，疗效甚好。在十四经穴里，曲池、手三里、合谷都是肌肉较丰富的地方，治疗肌肉病变效果也较好。当然肌肉萎缩多为阳明湿热或火烁肺金，针这些穴位对清阳明经及肺金的疗效都很好。另外，驷马、肩中、曲池、手三里、合谷等穴治疗皮肤病效果也很好。

（4）以脉治脉　紧贴脉管的穴位可治脉病，例如人宗、地宗，因靠近血管，能调整血液循环，治心脏病及血管硬化效果很好。肺经的太渊穴在脉旁为脉会穴，治疗脉管病效果也很好。此外，根据五行对应原理，还能以骨治肾、以筋治肝、以脉治脾、以皮治肺等。

二、董氏奇穴与经络

（一）循经取穴

循经取穴是针灸辨证取穴的最基本原则与方法，董氏奇穴大致亦不例外。董师由于研究奇穴的突出，以致竟有些人对其在十四经穴的成就懵然不知，这的确是一件可惜的事，殊不知董师因为对十四经穴研究的深入与扩大，才有数百奇穴的发明，而董师在十四经穴之应用方面确有许多发前人所未发之处，例如髀关治感冒，伏兔治心悸、心脏病，犊鼻治唇生疮，公孙治腰痛、手麻，三阴交治腰痛、落枕，阴陵泉治前头痛，腕骨治眼病，肩外俞治小腿痛，膏肓棱针点刺治膝痛，承扶治瘰疬，风市治肩痛、胁痛、半身不遂，陷谷治偏头痛、腹泻，风府点刺治呕吐等。董氏奇穴虽名之为"奇穴"，但董老师常说其奇穴为"正经奇穴"，其原著亦称《董氏正经奇穴学》，亦即穴位之分布与十四经有密切关系，若非对十四经穴有极为深刻之认识，断难发现如此多之奇穴，在其原著书后亦附有"董氏对十四经穴主治病症之修订"可资参考。这里再举几个奇穴治病的例子。董师常用肝门穴治肝病，中医认为肝病多湿，小肠为分水之官，小肠之原穴腕骨即为治黄要穴。肝门穴位于手臂小肠经中央，既合经络，又合全息治中焦肝病之理，其效显著，自无疑义。又如正筋、正宗之治疗颈项疾病，既合全息对应（详见七七部位正筋之说明），又与膀胱经有关，治疗颈项病当然有奇效。这些皆足以说明董氏奇穴是以十二正经为基础发展起来，而又结合对应全息，因此效果更为突出。

（二）交经取穴

交经取穴又名通经取穴法，或称六经同名经相通取穴法，即太阴通太阴、阳明通阳明、少阴通少阴、太阳通太阳、厥阴通厥阴、少阳通少阳的三阴三阳相通，实际上就是六经同名经相通。这种关系，对人体的病理生理均有影响，例如心肾之气必须相交，就是因于手足少阴相接的特点；包络相火可以寄附于肝胆，专赖手足厥阴通连为之维系。

六经相通，在《伤寒论》中，记之甚详，并以之辨证论治，在针灸治疗之应用方面却少人知。但应用的机会则不在少数，效果也很好。董师在奇穴方面也常应用通经法。例如，以腕顺一、二穴治疗膀胱经腰痛，还可治对应的足外侧痛。又如以鱼际可治公孙（手太阴通足太阴）部位痛，再扩展延伸出五虎穴治大趾痛。这种方法有时不需要有固定的穴位也能治疗疾病，只要掌握经络、掌握对应比例即可，例如小腿承山部位痛，可在手臂的中段（太阳经）找穴位治疗即可。

（三）五脏别通用法

五脏别通用法是董氏奇穴应用最突出、最广泛及最精华的部分，虽然在董师书中从未提及这方面的理论，但其应用则时时处处与之相合。五脏别通首先见于李挺《医学入门》。唐宗海之《医经精义》有较细的发挥。但他们都并未深入了解其源流，五脏别通应系由六经之开阖枢变化发展而来（开阖枢则又系由《易经》演变而来）。《灵枢·根结》篇指出："太阳为开，阳明为合，少阳为枢"，又说："太阴为开，厥阴为合，少阴为枢"，以三阴三阳同气相求，这样就构成了肺与膀胱通、脾与小肠通、心与胆通、肾与三焦通、肝与大肠通。除五脏别通外，胃也应与包络通。从这一原理来探源董氏奇穴之原理及应用，许多疑惑自可不言而解，以此原理发挥应用更能挥洒自如，早在1992年出版的《董氏奇穴针灸学》已将此一原理之应用明注于该书各穴位之说明中。

十四经穴应用五脏别通之原理取穴，疗效亦非常好，例如，以曲池穴治头晕，就是透过大肠与肝通的应用。腕骨穴在小肠经，能清脾湿，治黄疸，自古为治黄要穴。中渚穴在三焦经上，治肾亏腰痛甚效。足三里穴为胃经穴，但治心脏病甚效。内关穴为心包络穴位，但治膝痛甚效，此因通过膝部最主要之经络为胃经。此种方法应用极为灵活，例证甚多，疗效极好，在此不再多举。

三、脏腑别通

（一）肺与膀胱通

膀胱的不利与不约，在于肺的调控，肺气宣肃机能障碍，调控失利，膀胱蓄泄功能随之紊乱，肺对膀胱的调控，是通过"气"的作用而完成的，所谓"气化则能出矣"。《金匮要略》有"肺痿吐涎沫而不咳者，其人不渴，必遗尿，小便数，所以然者，以上虚不能制下故也，此为肺中冷，必眩，多涎唾，甘草干姜汤以温之"的条文，这是"肺虚不能制约膀胱"的小便遗溺不禁证。临床有肺气不利，水停迫肺、肺气上逆之喘症，常以清利膀胱的方法止喘。膀胱气化失常，可以透过治肺来调节，例如中医常用的"提壶揭盖法"就如吴鞠通说的："启上闸，化肺气，宣上即利下。"朱丹溪也说："肺为上焦，膀胱为下焦，上焦闭则下焦塞。"临床上常用麻黄汤开上窍启下窍以利尿，又以之控制尿频治愈老人及小儿遗尿。针肺经列缺可治尿频及多尿，针脾经阴陵泉可利尿也可治尿频，针肺经鱼际穴可治膀胱经所行之背痛，针背部俞穴能治气喘，也都是肺脾（太阴）与膀胱（太阳）通的应用。董氏奇穴也用肺经的重子、重仙治疗膀胱经部位的背痛。

有关子宫的疾患也与膀胱经有关，《伤寒论》有太阳经蓄血症，症状为"太阳病……热结膀胱，其人如狂……少腹急结。"太阳蓄血证常有如狂的精神症状，有许多妇女子宫蓄血瘀血，也会有精神的症状，如痛经、闭经、热入血室等，常用桃核承气汤加减治疗；再如《金匮要略》中的子宫疾患，常用桂枝茯苓丸治疗，这两个处方都有膀胱经主药桂枝。从此而论重子、重仙能治子宫肌瘤，可以说是透过脏腑别通的肺与膀胱通起到作用的。妇科穴在大指肺经上，而能治妇科病，尤其是子宫疾患，也系此一脏腑别通理论的发挥。

（二）脾与小肠通

脾主运化，统括小肠的受化功能，小肠赖脾肾阳气的温煦方能化物，小肠的分清泌浊又为脾脏化生气血、升清降浊创造了物质条件。脾主升喜燥恶湿，湿邪易伤脾阳；小肠主降喜暖恶寒，寒邪易伤小肠阳气。脾与小肠相互协同，关系紧密。从历史上讲，小肠病与脾胃病并未严格区分，如《素问·脏气法时论》指出："脾病者，虚则腹满肠鸣，食不化。"《伤寒论》指出："太阴病，腹满而吐，食不下，自利益甚，时腹自痛。"这些虽在说脾病，也可看作小肠受盛异常的病变。因此小肠病常两者共治。小肠有寒则温中祛寒，小肠有热则清肠泻脾；小肠吸收不良肠鸣泄泻，则健脾助运并加分清利湿之品，此即利小便而实大便，治脾亦即治小肠。临床见腹部隐痛喜温喜按，便溏清稀，胃纳不佳，此常见于胃及十二指肠溃疡、小肠吸收不佳之病患，辨证属脾胃阳虚，可以黄芪建中汤或附子理中汤治疗。又如《金匮要略》之黄土汤治便血，吴鞠通认为"粪后便血，责之小肠寒湿，不与粪前为大肠湿热同科。"病因责在小肠，但以黄土汤温脾摄血，其实即是脾与小肠通治之例。

针灸常以小肠经之腕骨穴减肥。湿热黄疸在古书中最常用腕骨穴（《通穴指要赋》、《玉龙歌》、《玉龙赋》），腕骨穴为小肠经原穴，能解脾湿。董氏奇穴肝门穴也在小肠经上，能治疗肝炎。古今对肝炎的认识无不认为应该祛湿。急性肝炎之阳黄主在阳明，慢性肝炎之阴黄主在太阴，治疗重点均在除湿，小肠为分水之官，能调整大小便，去湿作用极强。此外，以脾经之阴陵泉治疗肩周炎，疗效显著，也都是脾与小肠通的用例。

（三）心与胆通

《素问·灵兰秘典论》指出："心者，君主之官，神明出焉……胆者，中正之官，决断出焉。"胆与情志有关，在人体精神思维活动的领域中，起着相当之作用。心主血脉，胆助消化，心主君火，胆主相火，胆之排必精汁，主三焦升降与痰湿的形成密切相关，其功能失常，常可导致血脂升高及心血管病如冠心病、心绞痛、心肌梗死、心律失常等，现代医学研究指出冠心病、心绞痛之形成与高脂血症有关，而胆囊炎、胆石症、胆道梗阻等病均可使血脂升高。心病从胆论治，以小柴胡汤、温胆汤治疗冠心病、心绞痛、心律失常的报道很多，以小柴胡汤、温胆汤治失眠也很有效。而胆病从心论治，以瓜蒌薤白半夏汤治疗慢性胆囊炎也有一定效果。目前以胆心同治治疗心脏病或胆病，其疗效似较单纯治胆或治心要高效得多。针刺胆经之风市治失眠、心脏病及胆囊炎，效果甚好。针心经神门治胆虚心怯也很有效，此外奇穴眼黄穴在心经上而能治眼黄，这些都是心与胆通的治例。

（四）肾与三焦通

《灵枢·本脏》指出："肾合三焦、膀胱。"三焦有两个系统，一个是以肺、脾、肾为中心的三焦气化系统：上焦气化，主司津液精微的布敷，主要在肺；中焦气化，主司营卫精血的生化，主要在脾；下焦气化，开窍于二阴，司决渎排糟粕，主要在肾，肾又为三焦气化的本源。另一个系统是以心、肝、肾为中心的三焦相火系统：心为君火在上焦，肝有相火在中焦，肾与命门为相火在下焦。肾以一脏水火相兼，两个系统皆本于肾，肾又是阴阳水火之脏，水火两个系统在疾病过程中可相互转化，但多出现在疾病后期，这是因为两个系统都根源于肾，久病入肾，肾脏兼水火阴阳，为身体之总枢所致。临床治疗肾病要考虑三焦，治三焦要顾及到肾。例如少阴四逆虽责之肾阳虚，但治疗则用四逆汤，方中有附子温下焦肾阳，干姜温中焦脾阳，甘草温上焦心阳，可谓三焦之阳皆治。

在《伤寒论》方剂中如上的用例很多，中医的基本原则是"治病留人"，治愈疾病要顾到体质，不可虽治愈疾病，但身体体质变坏，更不能病未治愈而体质更差。因此在《伤寒论》的许多处方中，常加入甘草、生姜、大枣，顾护正气。又如已用过麻黄汤，只能用桂枝汤；已用过大承气汤，虽有可下之证，亦不可再用大承气汤，这都在强调保护正气而治病留人，不同于西医学的一些激烈手段，疾病尚未治愈，身体已不能承受治疗而先倒下。

中医的另一项重要原则是"双向调节"，这在针灸中经常使用，例如心脏搏动太快针内关，可使其转慢，心脏搏动太慢针内关，可使其增快；又如胃蠕动太快针足三里，可使其减慢，胃蠕动太慢针足三里，可使其增快。针灸双向调节作用明显而具安全性。当然，《伤寒论》中也有很多方子有双向调整作用，例如四逆散中柴胡能升，枳实能降，调理气机作用很好；但其中又有芍药、甘草能理血，可以说气血皆调能升能降。又如桂枝汤，其中之桂枝、生姜温阳调卫，芍药、大枣滋阴和营，所以能"和阴阳"、"调营卫"，有双向调节作用。

第三是"顾及整体"，例如虽说四逆汤温肾阳，事实上三焦之阳皆温。再如桂枝加厚朴杏仁汤治喘，表面看是治上面的喘，但此方的杏仁善理上焦肺气，厚朴善理中焦之气，桂枝能平冲理下焦之气，其实是三焦之气上中下皆治。

再来看看肾与三焦通，三焦经的五输穴关冲、液门、中渚、阳池、支沟、天井，都与水"肾"有关，董老师治肾炎、水肿常用中白、下白。此外，三焦经的中渚治腰痛很有效，董老师之奇穴还兼治不孕，这个穴位在三焦经上，也是通过脏腑别通补肾而发挥作用的。

（五）肝与大肠通

肝主疏泄，有协调二便的作用，而大肠传导亦全赖肝气疏泄，吴鞠通在胁痛、中燥、单腹胀等医案中，都提到肝协调二便的作用，前阴为肝经所循行之部位，属肝，主治自无疑义，而疏大便则合于肝与大肠相通之意。例如：乌梅丸主治的久痢，属湿热痢疾久而不已，系木郁横土，肝之疏泄不畅，而致下利里急后重。白头翁汤证亦系肝（木）郁土中，湿热郁踞肠间，由于土因而木郁，木愈郁则土愈困，此时调肝疏木才能有效，白头翁汤即在于清解阳明热毒疏泄肝气以治利。又如四逆散加薤白也能治痢，两者治前阴病亦颇有效，盖前阴病多属湿热属肝经也。针治大肠经之曲池穴能降血压治肝阳上亢之证，对各类头晕皆甚有效。木穴在大肠经上，但能治肝经之疝痛，其他大、小、外、浮间皆在大肠经

上，都能治疝痛。针肝经之太冲穴能治腹中痛泻，这都
是肝与大肠通的应用。

（六）心包与胃通

临床常见老年人因饱餐胃气上冲，而致心肌梗死发
作的患者不在少数。由于有的心绞痛患者，上消化道症
状也很突出，同时治胸痹方也可通用于治胃痛，所以称
为"心胃同治"。阳明胃与心包络通，阳明实热上冲心
包，扰乱神明出现心包的症状，以承气汤泻胃家实热，
阳明得治，厥阴自安。《温病条辨·中焦篇》还有"阳
明温病，下之不通，……邪闭心包，神昏舌短，内窍不
通，饮不解渴者，牛黄承气汤主之。""阳明胃病，下利
谵语，阳明脉实或滑疾者，小承气汤主之。"《伤寒论》
亦有"下利，谵语者，有燥屎也，宜小承气汤。"阳明
常与厥阴同病，除有承气攻下法外，还有用牛黄、紫雪
凉开之法及牛黄凉开与气攻下并用之法。临床上治疗疫
痢热毒而见昏谵痉厥时常用承气汤治疗，即"治痢还需
利，攻下以护正。"使险症转危为安。针刺心包经之内
关穴治胃痛（因胃经循行所过）及膝痛甚效。胃经之三
里穴治心脏病胸闷亦甚效。董老师用通关、通山、通天
等穴治疗心脏病，这些穴的位置都在胃经上，这都是包
络与胃通的用例。

四、董氏奇穴手法

1. 动气针法与倒马针法

董氏奇穴施针方法简便，仅用正刺、斜刺、浅刺、深刺、皮下刺与留针等这些手法即可达到所期望之治效。不采用弹、摇、捻、摆等手法，可减轻患者之痛苦，减少晕针情况的出现，亦不必拘泥于补泻等理论。

由于不拘泥于补泻，董师研创出另一套平补平泻的特殊针法——动气针法和倒马针法。动气针法即针后令病人疼痛处活动活动，看有无改善，再决定是否继续捻针或换针。杨维杰老师将此种手法定名为动气针法，首刊于1975年出版《针灸经纬》，董师亦甚赞同，遂沿用至今。

董师认为人体有自然抗能，并有相对平衡点，所以常采用"交经巨刺"以远处穴道疏导配以动气针法，疗效惊人。尤其对于疼痛性病证，往往能立即止痛，例如三叉神经痛，董师针健侧侧三里、侧下三里两穴，并令患者咬牙或动颚，可立即止痛；坐骨神经痛，针健侧灵骨、大白两穴，并令患者腰腿活动，亦可立即止痛。虽说奇穴有奇用，但是动气针法的功效也是不可忽视的。动气针法不只限于奇穴有效，更适合于十四经穴，不但适用于止痛，用于内科亦有显著的效果。

动气针法具体操作如下：

（1）先决定针刺穴道。

（2）进针后有酸麻胀等感觉时，即为得气现象，然后一面捻针一面令患者患部稍微活动，病痛便可立即减轻，表示针穴与患处之气已经相引，达到疏导及平衡作用，可停止捻针，视情况留针或出针。

（3）如病程较久，可留针稍久，中间必须捻针数次以行气，可令病患再活动患部引气。

（4）如病在胸腹部，不能活动，可用按摩或深呼吸，使针与患处之气相引，疏导病邪。例如治胸闷胸痛，针内关，然后令患者深呼吸，可立刻舒畅。

动气针法简单实用，且在不明虚实症状前亦可使用。但必须能使病痛部位自由活动或易于按摩，因此必须在远隔穴位施针。依经验，仅就五输原络，灵活运用即可，值得推广应用。

倒马针法系董师所创的一种特殊针法，系利用两针或三针并列之方式，加强疗效的一种特殊针法。奇穴与十四经穴均可利用此针法，此针法亦常与动气针法结合使用，疗效显著。

倒马针法具体操作如下：

（1）先在某一穴位施针（如内关）。

（2）然后取同经邻近穴位再刺一针（如间使或大陵），这样就形成了所谓的倒马针。

（3）在倒马针的基础上可用补泻法，也可用动气针法与之配合，加强疗效。

这种邻近两针同时并列的针法，较之散列多针的效果，疗效大而确实，如在内关取穴施针之效果等于 1 分，加取间使穴使成并列之倒马针，则其效果并不只是 2 分的增加，而可能是 3 分或 5 分，究其原因，可能是有互助合作，一鼓作气的强化作用。

全身有很多的地方都可使用倒马针以增强疗效，如内庭、陷谷合用对肠胃病有很大效用，针内关、间使治心脏病有特效；针支沟、外关治胁痛、小腿痛、坐骨神经痛；针手三里、曲池治头晕、鼻炎、肩臂痛、腰膝痛等。

倒马针两针或三针并列，实亦寓有全息的意味，若三针并列，则也还有上针治上、中针治中、下针治下的意义，两针并列，则有上针治上部、下针治下部的意义。

杨维杰老师在多年的临床经验中，根据动气针法的基础研究创出"牵引针法"，效果之佳，较动气针法尤有过之而无不及。

2. 重视深浅

针刺的深浅对疗效影响极大，古书中不乏记载，董氏奇穴中亦经常提及深浅不同的主治有别，董师用穴之深浅大致依循下列几项原则。

（1）根据病位　一般病在表、病在肌肤宜浅刺；病在骨、病在脏腑宜深刺。有时治外感表证，常在背部大椎、肺俞、膏肓点刺出血即为浅刺之例。同一穴位之深浅主治亦有别，如地士穴针深 1 寸治气喘、感冒、头痛及肾病；针深 1.5 寸治心脏病。其要旨为治近宜浅，治远宜深。又如最常用之足三里穴，董师常说：针 0.5 ~ 1.0 寸治腿部病，针 1.0 寸 ~ 1.5 寸治肠胃病，治心脏病、气喘至少针 1.5 寸以上，头面病则宜 2 寸以上，临床应用确有道理。

（2）根据病性　一般热证、虚证宜浅刺；寒证、实证宜深刺；新病宜刺浅，久病宜刺深。董师治疗较轻较短之病，常以手指颜面较浅部位之穴道针刺，对久病重病则以小腿大腿部位较深之穴位为主；热病在较浅穴位（背部）及井穴点刺，寒证久病则在腿部、肘部血管或肌肉较厚部位深刺久留或点刺。

（3）根据四时节令　一般春夏宜刺浅，秋冬宜刺深，董师治疗疾病不只遵行春夏刺浅，秋冬刺深之理，在选穴方面亦有不同，充分体现了董师对时间治疗学的认识。

（4）根据体质　一般肥胖、强壮、肌肉发达者宜刺深；消瘦、虚弱、肌肉脆薄及婴儿宜刺浅，董师亦遵循此原则进针，对体力劳动者进针较脑力劳动者通常稍深。

（5）根据穴位　董氏奇穴用穴多以四肢为主，肥厚部分可稍深，其余部分宜稍浅。穴分天、地、人三部，局部刺浅，再远入中，最远入深。躯干胸背概以三棱针轻浅点刺为主，头面部穴位多以浅针直刺或卧针平刺为主，绝无危险，且疗效高。

总之，董师针刺论深浅，虽据病位、病性、体质、节令、穴位而定，但总以穴浅宜浅，穴深宜深；治近宜浅，治远宜深；新病宜浅，病久宜深为要。取穴多在四肢，强调宁失之深，勿失之浅，如蚊蝇之叮。由于深针有透穴作用，加强了经脉间之联系，并扩大了针刺之主治范围，且由于一针多穴，合乎精简原则，不但减轻进针之疼痛，又能加强刺激量，提高针刺效应，最为董师所乐用，但不论深浅，又必以得气为度。

3. 注重留针

留针是指进针以后，将针留置于穴位内，以加强及持续针感及其作用，从而达到提高疗效的目的。是否需要留针，留针时间长短，必须因人、因病、因时、因穴及视"气"而定。

（1）因人而异　根据体质、年龄不同而决定留针与否及时间长短。体质壮实、肌肉丰满者，受邪较难，得之则邪深，刺宜深刺久留。体质瘦弱、皮薄肉少者及儿童则应浅刺疾出，不宜留针。

（2）因病而异　根据病程、病位、病性而定；久病邪气入深及病邪在阴分、营分，属寒、属虚者（久病虽实则宜棱针点刺出血）宜深针久留；初病邪气表浅或病在阳分卫分，属热属实者应浅刺而不留针。

（3）因时而异 根据天时季节而定，春夏人之阳气在表，宜浅刺少留或不留。秋冬阳气在里，应深刺而留针。同理，下午、晚上针刺，一般较上午及中午留针稍久。

（4）因穴而异 穴位浅、气浮在外宜浅针不留，穴位深可稍留久，但必须注意由于"热病则顶针，寒病则吸针"，寒病久留为防针体被吸入，必须多留一部分针体在外，以免发生滞针弯针（长时留针，体位移动有可能发生弯针）。董师针刺多采舒适之卧位，并在四肢穴位进行留针；绝无弯针，亦不怕吸针，是较安全的针法。

留针时间多久为宜，目前较通行者有两种说法：

①《灵枢·五十营》篇指出：气血运行 1 周，需时 2 刻，1 昼夜为 100 刻，则 2 刻为 0.48 小时，即 28.48 分。

②《灵枢·营卫》篇指出：营卫 1 昼夜在人体运行 50 周，以 24 小时 1440 分计算，即 28.48 分循环 1 周。从上述两点看来，留针至少宜超过 28.48 分，目前为求计算方便，一般留针 30 分是合理而适宜的。

4. 注重主次先后

一般而言，董师如欲针刺 3 针，必先针中间的 1

针，再上、下各 1 针。据研究，先针 1 针于穴道上，再针于他处的穴道上，则其气皆往先前扎的穴道上走，此即杨维杰老师研创之牵引针的原理。如坐骨神经痛属太阳经者，先针灵骨、大白（主针），次用束骨牵引，此前 2 针作用会被束骨所自然牵引，也可能束骨会被前 2 针牵引，而可能在中间的痛点交汇，因此应先针治疗针，后扎牵引针。

董师针刺常遵古法"先针无病为之主，后针有病为之应"，右边有病则先针无病的左边，左上有病则先扎右下，右上有病则先扎左下（杨维杰老师亦先针治疗针，之后再扎牵引针）。若多个症状一起呈现，则先针主症，后针次症。当多经的穴位一起使用时，则应注意其是否有相克，如土经的穴和水经的穴在一起使用，有可能土克水，可先针土经穴位，再针水经穴位；捻针时亦先捻土经穴，再捻水经穴。

五、董氏奇穴治疗发挥

1. 一经治多经

《标幽赋》说："取三经用一经而可正。"其原意是说针一条经络应顾及到左右的邻经，这样才不会针错经络，并融合古学加以发挥，定出"用一经必能治多经"之说，也就是说针一经时应同时考虑能治到好几条经络，这样开阔视野，照顾整体，扩大应用范围，一针治疗多病。例如针大肠经穴位，要考虑到表里经的肺经，其次要考虑到有同名交经关系的足阳明经，也就是所谓的手阳明通足阳明，再次五脏别通的太阳与肝通的肝经也要考虑进去，例如取用董氏奇穴灵骨、大白，因在阳明经上，可治大肠的病变，也可补肺气（因与肺经表里），又因手足阳明相通，治胃经的病也有效，而董老师最常用来治半身不遂则又属肝与大肠通的运用。

2. 一穴多穴用

《标幽赋》指出："取五穴用一穴必端。"它的意义是说，取一穴要上、下穴（同经五行及母子关系）左右（邻近经络）穴都要注意到，这样取穴才会准确，才会提高。用一穴时必须考虑到藏象、经络、五行、全息、五脏别通等关系，这样疗效才会确实，才会全面，才会提高。例如灵骨、大白穴，在经络属大肠，透过五脏别通可治肝经病变，因五行属木、火，效与木火穴有类近之处，治疗中风半身不遂甚效，穴性属俞原，俞主体重节痛，原与三焦之气相应，所以补气温阳之作用亦强，因大肠经与肺经相表里，这种作用就更强，而从目前之全息律来看大白主上焦、灵骨主下焦合用之则调理全身气机之作用极强极好。再从灵骨、大白之命名来看又有金水相通，益气养阴之作用，可谓具备了治疗多种疾病的双向调节作用。

3. 互引互治

许多穴位是牵引针，也是治疗针。这样的穴位在应用时治疗效果尤其好，例如灵骨穴可治网球肘，也可用对侧手三里、曲池当治疗针，以同侧灵骨为牵引针，这样灵骨穴既可当牵引针，也有治疗作用，如此效果最好，又如承浆穴可治落枕、重子、重仙穴也可治落枕，用重子、重仙时加上承浆又作牵引，又当治疗针，这种用法治疗落枕效果最好。

4. 夹穴多治

治疗时夹着它的穴及被夹的穴均有相关作用，例如通关、通山可治心脏病，与这两穴夹着伏兔穴有关，盖伏兔穴，《针灸大成》述其为脉络之会，此穴调整血脉之作用极强，也可治心脏病变。通关、通山夹伏兔穴而有此作用理应类似，当然通关、通山位在胃经，透过胃与包络通及调理脾胃而有此种作用自有其道理。又如合谷在灵骨、大白之间，亦有灵骨、大白的作用，只是稍弱而已。而灵骨、大白夹合谷，合谷为大肠经（与肝通）的木穴，疏肝效果很好，治疗中风、半身不遂当然有效。在颜面神经麻痹、眼皮闭合不全时合谷甚效（口面合谷收），这也因其与善治半身不遂的灵骨、大白穴夹其穴有关，当然有这种疏肝治中风的作用了。

六、董氏奇穴与中医学说

（一）治疗注重五行及藏象学说之应用

董师在治疗方面极为重视五行之调和及藏象学之应用，其穴位以五行及藏象命名者，便有类似相关之治疗效用，例如水金穴就有金水相通之义，能治疗肺不肃降、肾不受纳之金水不通病变，诸如咳嗽、气喘、打嗝、腹胀、呕吐、霍乱等皆有特效。

又例如驷马中、上、下3穴能治疗肺病，中医理论肺主气，又主皮肤，因此本穴治疗鼻炎、牛皮癣、青春痘均有特效，对于各类皮肤病效果亦佳。

另外，透过五行生克，尚能治疗结膜炎（使火不克金），甲状腺肿（使金能制木）亦有卓效。天黄、明黄、其黄3穴能治疗肝硬化、肝炎，也能治眼昏、眼痛。通关、通山、通天能治心脏病、心脏性风湿病，也能治膝盖痛，下肢水肿。通肾、通胃、通背能治疗肾脏炎，全身水肿、四肢水肿，也能治口干、喉痛。肾关为补肾要穴，对于肾亏所引起之坐骨神经痛、肩痛、背痛、头痛、腰酸皆有显效。

又如木火穴即可疏肝去风，又可清火或温阳，是治疗半身不遂的好穴道。这些便是透过藏象学说发挥应用的例病。另外透过五行学说及预防思想，这种治法可以运用的更灵活，例如治咳喘，遵古指出："发则治肺，平时治肾"，在发作期常针水金配合曲陵、三士，平时则针下三皇等，此类治例真是多不胜举。

（二）治疗重视脾胃学说

董师对于李东垣之脾胃学说有深刻的研究，临床治疗对于调理脾胃有很多发明，认为若能使脾胃升降失调导致正常，则许多病便能治愈。其治疗心、肺两经之病多从胃经着手，例如常用驷马上、中、下穴及通关、通山、通天穴位置均与胃经有交叠关系。常用驷马治鼻炎，即有补土生金之意，常用通关、通山治心脏病，有"子能令母实"之意（土水穴能治胃病，位于肺经，也是此一原理的反面应用）。其治疗肾病多从脾经论治，认为崇土可以制水，所以通肾、通胃、通背3穴皆在脾经之上。对于脾肾两虚之病认为补肾不如补脾，先宜调后天，其乐用之下三皇（天皇副、人皇、地皇），名曰补肾，实亦皆在脾经路径上。治蛋白尿脾肾双补肾关很好，这些就都反映了董师的创穴用针是符合理论根据的。

（三）治疗注重活血化瘀并善用棱针点刺

运用三棱针放血治病，可谓董师之拿手绝活。董师应用三棱针治疗，数年大病往往豁然而愈，剧烈疼痛亦可止于顷刻，其效果真是令人难以思议，董师刺络用穴之范围不受古书所限，除一般医师常用之肘窝、膝腘、侧额、舌下、十二井、十宣、耳背等部位，至于下臂、下腿、脚踝、脚背、肩峰等几乎无处不能放血，尤其是腰背部位，董师更是以之灵活运用治疗全身病变。

董师对于历代有关活血化瘀文献多有涉猎，对于内经"病久入深，营卫之行濇、经络时疏，故不通"、"有所堕坠，恶血留内"、"寒气客则脉不通"等瘀血学说及叶天士"久病入络"之说颇有认识。主张"菀陈则除之"及"治风宜治血，血行风自灭"之法，运用棱针点刺广泛治疗多种病变，例如以委中穴治坐骨神经痛、腰痛、项强、下肢风湿痛、痔疮；尺泽穴治胸闷、气喘、肩周炎；足三里穴治胃病、肠胃炎；以太阳穴治偏头痛、头晕、结膜炎；三金穴治膝痛；金林穴治大腿痛；精枝穴治小腿痛；双凤穴治手脚麻；三江穴治妇科病；总枢穴治小儿高烧、呕吐等，所涉范围可谓内、外、妇、儿、伤科全部包括在内。

董师之刺络针法最大特点在于取穴多半远离患处，正合乎古法正统之"泻络远针"，效果卓著而确实，反观时下点刺放血多取阿是或邻近穴位，效果未必突出，与董师相较，益见董师针术之高超。

而董师之刺血又灵活寓有它法，例如在太阳穴刺血能去风活血；在耳背刺血能清火活血；在背部（阳之所在）刺血能温阳活血；在委中刺血能利湿活血，在四花中、外（丰隆穴附近）刺血能化痰活血，在十二井刺血能开窍活血；其刺血疗法之灵活，真是不胜枚举。

（四）治疗重视与节气配合

时间治疗学虽是新近崛起的一门临床科学，但远在2000 年前的中医古籍《内经》中，却早已有较多的篇幅论述时间治疗学的要则，并提出了一些因时施治的方法，例如在季节治律方面曾指出："春刺荥，夏刺俞，秋刺合，冬刺井。"董师深体《内经》之意，在面对全身泛发性的疾病时，常在与主旺之脏腑有关经穴施针，春季针三黄穴；夏季针通关穴、通山穴；秋季针驷马穴；冬季针下三皇穴等，都在临床常见。对于病久体虚病患，又常配合季节针其母经有关穴位，以收补虚之功。临床治疗痹症，极为重视季节与症状之关联性。

春日风胜多见行痹，冬日寒胜多见痛痹，夏秋湿令多见湿痹。治疗或以肝为主，或以脾、肾为主，各以该季当旺之脏为主，再结合其他有关脏腑治疗，收效至为宏速。此外亦常配合《内经》一日四时分刺法治疗多类疾病，例如治疗咳嗽，先针奇穴水金，再按《内经》"朝刺荥，午刺俞，夕刺合，夜刺井"原则，加针鱼际、太渊或尺泽等穴，每次仅取 2 穴，用针少却效果显著。至于子午流注，董师虽未明言其重要，但却认为于下午15～17 时（申时）点刺出血，对膀胱经之病变（例如于委中点刺治疗痔疮）可收平时之加倍效果，其实这就是子午流注之纳子法的应用，这就说明了董师对于时间治疗学亦有相当的认识。

　　杨维杰老师治疗骨刺最常应用人中、后溪、束骨、复溜等穴，因此这类患者下午来针，效果较佳。因未时十二经流注至小肠经，申时流注至膀胱经，酉时流注至肾经，又未时任督流注开人中穴，下午恰值未、申、酉时，针这几个穴位与时辰流注有关，当然效果甚好。

第一章 一一部位
（手指部位）

一一部位即手指部位，不论阴掌（掌心）及阳掌（掌背）皆属之，《董氏正经奇穴学》原载 27 个穴道，其中有些穴道，又由好几个穴位组成，因此总计有 52 个穴点之多，这些穴道与所传"28 手针点"之位置与功效均不相同，董师能在手指上研究发现这些穴道确属不易。

这些穴道均有其独特疗效，唯仅在手指部位即有半百穴道（加上董师常用，原书未载、如加以补充，当属更多），着实令一般人及初学者不易寻找正确穴位。其实手指部位之穴道，分布颇有规律，以下就几点找穴方法加以说明，以便寻找应用。

1. 阴掌五线

阴掌指三阴所经之掌心而言，靠大指侧称为外侧，靠小指侧称为内侧，以下阴掌皆如此称之，试以中央线为 C 线，外侧（近大指侧）黑白肉际为 A 线，A 与 C 之中央线为 B 线，内侧（近小指侧）黑白肉际为 E 线，E 与 C 之中央线为 D 线，了解此五线之分布位置，对于寻找阴掌手指部位之穴位，关系甚为重要。

2. 阳掌三线

手指阳掌部位之奇穴分布较阴掌简单，仅呈三线分列，即外侧（近小指之骨侧，简称小侧，或称尺侧）、内侧（近大指之掌侧，简称大侧，或称桡侧）及中央，内外两侧均贴靠骨缘下针，中央则刺以皮下针。

3. 四项分点

依穴道之位置，不论阴阳掌，其分布不外下列4项。

（1）一穴（二分点法）

【定位】在两指纹间仅有1穴者，概以中点（即1/2处）取穴（如中间穴）。

（2）二穴（三分点法）

【定位】两指纹间若有2穴，则以两指节间距之1/3处各取1穴（如木穴，有少数例外，如大间、小间）。

（3）三穴（四分点法）

【定位】两指节间若有3穴，则先就两指纹之中点取穴，再以此中点穴距两边之中点各取1穴（整体而言即两指间之1/4处各取1穴）。

（4）五穴（六分点法）

【定位】连续5穴之穴位不多，仅有"五虎穴"，然"五虎穴"应用之机会很多，取穴法便很重要，取穴时先取上指纹与下指纹前之骨头前缘之中点为五虎三穴，次就五虎三穴距上下纹各1/3处取1穴，计5穴（整体而言，即于其间分为六等份，每隔 1/6 各取 1 穴）。

以上为手指部位寻穴规律，是寻找——部位穴道的主要原则，若能熟记上述原则，那么寻找手指部位的穴道，不但不会困难，而且是极为容易的。

❖ 大　间 ❖

【定位】食指第一节正中央外开 3 分，即第一节 B 线中点。

【主治】心悸、心脏性喘息、心内膜炎、疝气（特效）、扁桃腺炎、腹胀气、膝盖痛、眼痛、三叉神经痛、小儿气喘、疳积，肠炎（特效）。

【针法】5 分针，直刺法入针 1～4 分。直刺 1～2 分治心脏疾病，直刺 2～3 分治小肠疾病、疝气及膝痛，或以三棱针扎出血。

❖ 小　间 ❖

【定位】食指第一节 B 线上，大间穴上 2 分即是。

【主治】肺系疾患、胸闷心慌、膝盖疼痛、肠炎、支气管喘息、吐黄痰、胸闷、心悸、膝盖痛、小肠胀气、疝气（特效）、角膜炎、扁桃腺炎、小儿气喘、疳积、肠炎（特效）。

【针法】5 分针，直刺 2～4 分或以三棱针扎出血，治气喘、支气管炎、小儿肺炎特效。直刺 1～2 分治心肺疾病，直刺 2.0 ~ 2.5 分治小肠疾病、疝气及膝痛。

❖ 外 间 ❖

【定位】食指第二节 B 线上，两指节距离下 1/3 处是穴。

【主治】疝气、膀胱炎、尿道炎、牙痛、胃脘痛、小肠胀气。

【针法】5 分针，直刺 2 ~ 4 分或以三棱针点刺出血，如刺出黄水神效。

❖ 浮 间 ❖

【定位】食指第二节 B 线上，两指节距离上 1/3 处是穴。

【主治】疝气、膀胱炎、尿道炎、牙痛、胃脘痛、小肠胀气。

【针法】5 分针，直刺 2 ~ 4 分或以三棱针点刺出血，如刺出黄水神效。

❖ 中 间 ❖

【定位】食指第一节正中央。

【主治】疝气、心悸、胸部发闷、膝盖痛、头晕、眼花、眼睛酸痛、背痛。

【针法】5 分针，直刺 2～3 分，治气喘，支气管炎，小儿肺炎特效。

❖ 木 穴 ❖

【木一穴】掌面食指第一节正中央内侧 3 分上 2.5 分处是穴。

【木二穴】掌面食指第一节正中央内侧 3 分处是穴。

【木三穴】掌心向上食指第一节正中央（即中间穴）内侧 3 分下 2.5 分处是穴。

【主治】肝火旺盛、脾气急躁、胃痛、皮肤瘙痒。

【针法】5 分针，针深 2～3 分。

❖ 心 常 ❖

【定位】中指第一节 D 线上，两指节距离上、下1/3 处各取 1 穴，计有 2 穴点。

【主治】心悸、心脏性风湿病、心肌梗死、肺癌、肺结核。

【针法】5 分针，直刺 2～4 分或以三棱针点刺出血。

❖ 木 炎 ❖

【定位】无名指第二节 D 线上，指节间距离上、下

1/3 处各 1 穴，计 2 穴点。

【主治】各种肝炎、肝硬化、腹水、两胁痛、足部痉挛、气喘。

【针法】5 分针，直刺 2 ~ 3 分。

❖ 还　巢 ❖

【定位】无名指第二节外侧正中央，赤白肉际处。

【主治】子宫痛、子宫肌瘤、盆腔炎、月经不调、赤白带下、输卵管不通、子宫不正、小便频数、阴门发肿、安胎。

【针法】5 分针，针深 2 ~ 3 分，忌双手同时取穴。

❖ 脾　肿 ❖

【定位】掌心向上，掌面中指第二节中央线（C线），三分法，上下 2 个穴。

【主治】脾肿大、脾脏发炎、胃肠胀气、胸痛、背痛、脚趾酸麻肿痛。

【针法】5 分针，直刺 2 ~ 4 分。

❖ 凤　巢 ❖

【定位】掌心向上，掌面无名指第一节中央偏桡侧 5 分处，四分法取 3 穴。

【主治】子宫癌、子宫肌瘤、子宫炎、月经不调、赤白带、崩漏、输卵管不通、子宫前倾或后屈、不孕症、阴门肿痛、肩周炎、卵巢炎。

【针法】5分针，直刺2～3分。

❖ 复 原 ❖

【定位】掌面无名指第一节正中央内侧（D线），四分法取3个穴。

【主治】骨骼肿大、骨膜炎、筋肿痛、脊椎骨癌、骨刺、坐骨神经痛、腰痛。

【针法】5分针，直刺2～3分或以三棱针刺出黄水特效。

❖ 太 阳 ❖

（原名眼黄穴）（2个）

【定位】掌心向上，掌面小指第一、第二节正中央处。

【主治】太阳头痛、偏头痛、黄疸、头晕、头昏、低血压、三叉神经痛、眼病、手指痛、眉棱骨痛。

【针法】5分针，直刺2～3分或以三棱针点刺出血。

❧ 失 枕 ❧

【定位】掌心向上，掌面小指第二节中央偏内侧2分上2分处。

【主治】颈项痛（特效）、落枕、用脑过度致头昏脑胀。

【针法】5分针，直刺2分或由上往下斜刺2~3分，左病取右，右病取左。

❧ 双 灵 ❧

（2个）（董氏七十二绝针之一）

【定位】掌面中指第一节与第二节之间，横纹中央（四缝穴）内侧、外侧2.5分处。

【主治】肺癌、骨癌、肾炎水肿、肝癌、肝硬化、血癌、白癜风、口腔炎、喉癌、百日咳、小儿疳积、小儿消化不良、心脏扩大、心律不齐、胃炎及重症急救。

【针法】5分针，直刺1~2分或以三棱针刺出黄色液体特效或刺出黑血亦佳。

❧ 定 喘 ❧

（3个）

【定位】掌面无名指第二节正中央偏外侧（B线上）四分法取3穴。

【主治】支气管喘息、脾喘、右心衰竭。

【针法】5分针，直刺1～2分。

❖ 木 灵 ❖

（董氏七十二绝针之一）

【定位】掌心向上，掌面无名指第一节与第二节间之横纹中央内、外侧2.5分处。

【主治】肝硬化、肝炎、肝癌、两胁痛、胆囊炎、胆道蛔虫症、痿证、半身不遂。

【针法】5分针，直刺2～3分或以三棱针刺出黄色液体或刺出黑血均效。

❖ 火星上 ❖

【定位】掌心向上，掌面中指第一节正中央处是穴。

【主治】心悸、头晕、心源性哮喘、心脏瓣膜症、肩胛骨痛、胸痛、肺癌、多发性骨癌、腿痛、肩周炎、呃逆、胃溃疡、十二指肠溃疡。

【针法】5分针，直刺2～3分。

❖ 火星下 ❖

【定位】掌心向上，掌面中指第二节正中央处。

【主治】心悸、头晕、心源性哮喘、心脏瓣膜症、肩胛骨痛、胸痛、肺癌、多发性骨癌、腿痛、肩周炎、呃逆、胃溃疡、十二指肠溃疡。

【针法】5分针，直刺2~3分。

❖ 人 阳 ❖

【定位】掌心向上，掌面食指第二节中央外侧5分处是穴。

【主治】睾丸炎、睾丸瘤、阴囊水肿、阴茎痛、疝气痛、前列腺肿大、隐睾症。

【针法】5分针，与肌肉垂直下针，直刺针深2~3分。

❖ 地 阳 ❖

【定位】掌心向上，当人阳穴下2.5分处是穴。

【主治】睾丸癌、睾丸瘤、阴囊水肿、阴茎痛、疝气痛、前列腺肿大、隐睾症。

【针法】5分针，与肌肉垂直下针，直刺针深2~3分。

❖ 天 阳 ❖

【定位】掌心向上，当人阳穴直上2.5分处是穴。

【主治】睾丸炎、睾丸瘤、阴囊水肿、阴茎痛、疝气痛、前列腺肿大、隐睾症。

【针法】5分针，与肌肉垂直下针，直刺针深2～3分。

❖ 内 阴 ❖

【定位】掌面食指第三节中央偏外侧4分下2.5分处，即第三节横纹上2.5分外4分处。

【主治】睾丸炎、睾丸痛、阴茎痛、疝气痛。

【针法】五分针，与肌肉垂直下针，直刺针深2～3分。

❖ 沈 阴 ❖

【定位】掌面食指第一节中央外侧5分上2分处，即小间穴外2分处。

【主治】睾丸癌、睾丸瘤、疝气痛、前列腺肿大、前列腺肿、阴茎痛、阴门肿痛。

【针法】5分针，与肌肉垂直下针，直刺针深2～3分。

❖ 木华一、木华二 ❖

【定位】掌心向上，木华一位于掌面中指第二节中央外侧5分处；木华二位于掌面中指第二节中央偏内侧

5分处。

【主治】小腿胀痛、胃肠胀气（肝病引致）、脾脏肿大、腿部抽筋。

【针法】5分针，斜刺，由外向中指中央方向针2～4分。左病取右，右病取左，治疗脾胃病双手取穴。

❧ 火　膝 ❧

【定位】小指甲外侧角后2分。

【主治】膝盖痛、关节痛、膝扭伤、眼球痛。

【针法】5分针，针深1～2分。

❧ 膝　灵 ❧
（2个）

【定位】手背，中指指甲内、外两侧下2分处。

【主治】膝关节炎、风湿性心脏病、足趾神经痛。

【针法】5分针，由上往下斜刺1～2分。

❧ 胆　穴 ❧

【定位】中指第一节两侧中点，计2穴点。

【主治】惊悸、怔忡、小儿夜啼。

【针法】5分针，针深1～2分。

❖ 二角明 ❖

【定位】中指第一节中央线上，距离两指节间上、下 1/3 处各取 1 穴，计 2 个穴点。

【主治】闪腰岔气、肾痛、眉棱骨痛、鼻骨痛、前额痛。

【针法】5 分针，皮下针向小指方，横刺 2～3 分。

❖ 心 膝 ❖

【定位】中指背面第二节中央两侧中点处各 1 穴，计 2 个穴点。

【主治】膝盖痛、肩胛痛、颈项痛、小腿胀痛及酸痛。

【针法】5 分针，由内向外斜刺 2～3 分。

❖ 肺 心 ❖

【定位】中指背第二节中央线上，指节间距离上、下 1/3 处各取 1 穴，计 2 个穴点。

【主治】脊椎疼痛、颈项痛、腓肠肌痉挛。

【针法】5 分针，皮下针向小指方，横刺 2～3 分。

❖ 八 关 ❖

(8 个)

【定位】手背食指、中指、无名指、小指第一节正中央偏内、外侧 5 分下 2.5 分处。

【主治】中风、半身不遂、贫血、耳鸣。

【针法】5 分针，斜刺从下往上入针 2～3 分。

❖ 七 华 ❖

【定位】手背食指、中指、无名指的第一、二节横纹内外侧及小指第一、二节横纹尺侧的尽头，共 7 个穴点。

【主治】头痛、头昏、三叉神经痛、脑鸣、脑胀痛、五脏不安、脑瘤（特效）、脑炎。

【针法】5 分针，直刺 1～3 分。

❖ 木 火 ❖

(4 穴)

【定位】手背食指、中指、无名指、小指第二节、三节间横纹正中央处。

【主治】半身不遂、腿痛、中风后遗症、草鞋风。

单用治疗中风后遗症、下肢无力、膝内侧及腓肠肌痉挛颇效。

【针法】斜刺由上往下以 15° 入针 1 ~ 2 分，或以三棱针点刺出血奇效。左病取右，右病取左。

❖ 指千金 ❖

（3穴）

【定位】手背食指第一节中央偏尺侧 3 分处是一穴。上 2.5 分处是二穴。下 2.5 分处是三穴（三穴也叫指五金穴）。

【主治】急慢性肠炎、下腹痛、鱼刺鲠喉、肺虚畏冷。

【针法】5 分针，直刺 1 ~ 2 分。

❖ 三 仙 ❖

【定位】手背食指第一节正中央及上、下各 2.5 分，共 3 穴。

【主治】皮肤因挫伤而肿痛、过敏性皮肤炎、疥疮、湿疹。

【针法】5 分针，由下往上斜刺 1 分。

❖ 指驷马 ❖

(3个)

【定位】食指背第二节中点外侧（小指方向），指节间距离 1/2 处为 1 穴点，其上、下 1/3 处各 1 穴点，计 3 个穴点。

【主治】肋膜疾患、皮肤病、耳鸣耳痛、鼻炎、面部黑斑。

【针法】5 分针，针深 2~3 分。

❖ 指　胃 ❖

(3个)

【定位】手背朝上，当食指第二节正中央点偏桡侧 3 分及上、下各 2.5 分处，共 3 穴。

【主治】胃炎、胃溃疡、肺热咳嗽、肺虚、胃寒、皮肤病。

【针法】5 分针，直刺 1~2 分。

❖ 指　肾 ❖

(3个)

【定位】手背，无名指第一节正中央外开（小指方向），四分法取 3 穴。

【主治】肾亏、心衰、背痛、口干、心源性哮喘、胸痛。

【针法】5分针，直刺1~2分。

❖ 健 脾 ❖

（3个）

【定位】手背，无名指第一节正中央偏内侧3分处以四分法取3穴。

【主治】脾肿大、胰腺炎、脸部肿痒症、青春痘、气喘。

【针法】5分针，直刺2~3分。

❖ 指三重 ❖

（3个）

【定位】手背，无名指第二节正中央外侧3分处，四分法取3穴。

【主治】脸面神经麻痹、面瘫、乳瘤、乳头肿大、肌肉萎缩、祛风。

【针法】5分针，斜刺1~2分。

❖ 正 土 ❖

（3个）

【定位】手背，无名指第二节中央点内侧3分，四分法取 3 穴。

【主治】腹痛、直肠癌、十二指肠炎、胃炎、呕吐、胰脏炎、皮肤过敏、气喘、偏头痛。

【针法】5 分针，直刺 1~2 分。

❖ 水　腰 ❖
（3 个）

【定位】手背，小指第二节正中央及内、外侧共 3 个穴。

【主治】头昏、偏头痛、腰痛（特效）、坐骨神经痛、角膜炎、结膜炎、眼压过高胀痛。

【针法】5 分针，直刺 1~2 分。

❖ 珠　圆 ❖
（2 个）

【定位】在拇指背第一、二节横纹内、外侧各 5 分处，共 2 穴。

【主治】青光眼、白内障、角膜炎、结膜炎、弱视。

【针法】5 分针，直刺 2~5 分。

❖ 妇　科 ❖

（2 个）

【定位】在拇指第一节外侧赤白肉际处。距上、下指间节距离 1/3 处各 1 穴点，计 2 穴点。

【主治】月经先期或后期、月经过多或过少、盆腔炎、子宫肌瘤、宫颈息肉、妇人久年不孕等。

【针法】5 分针，贴骨旁下针，针深 2～3 分。

❖ 制　污 ❖

（3 个）

【定位】拇指背第一节中央线上，指间节距离中点为 1 穴点，此穴点与上、下指节的平分线再各取 1 点，计 3 穴点。

【主治】恶性肿瘤、久年恶疮或恶瘤开刀后刀口流污不止、不收口不结痂。

【针法】5 分针，斜刺，由下往上刺 1～2 分，或以三棱针点刺出黑血立即见效。

❖ 五　虎 ❖

（5 个）

【定位】拇指掌面第一节外侧赤白肉际处，两指纹中自上而下每 2 分 1 穴，依次分为 5 个穴点。

【主治】全身骨痛。

【针法】5分针，针深2~3分。

❖ 止 涩 ❖
(5穴)

【定位】手背，拇指第一节中央偏内侧5分，六分法取5穴，每上2分是1穴。

【主治】中风患者流涎、小孩流口水、胃寒胃痛、虚泄、结膜炎、角膜炎、视神经炎、视神经萎缩、白内障、迎风流泪，牙痛、肠疝。

【针法】5分针，由内往外斜刺2~3分，或以三棱针点刺出血。

❖ 三 肩 ❖
(3穴)

【定位】握拳取穴，手背拇指掌骨外侧正中央是二穴，下3分处（近虎口处）是一穴，上3分处是三穴。

【主治】肩周炎（手臂不举奇效）、颈项痛、肩胛骨痛。

【针法】5分针，直刺0.5~1.5寸。

第二章 二二部位

（手掌部位）

❖ 重 子 ❖

【定位】虎口下约 1 寸处，大指掌骨与食指掌骨之间。

【主治】背痛、胸痛、肺炎、肺癌、肺气肿、感冒、咳嗽、气喘、心悸、膝盖痛、喉炎。

【针法】直刺 1~2 寸，治小儿疾患以三棱针点刺出血特效。

❖ 重 仙 ❖

【定位】大指骨与食指骨夹缝间，重子穴斜下 1 寸处；与手背灵骨穴相对相通。

【主治】背痛、肺炎、发烧、膝盖痛。

【针法】直刺 1~2 寸，治小儿疾患以三棱针点刺出血特效。

❖ 大 白 ❖

【定位】手掌背面，当第二掌指关节后桡侧凹陷处，亦即大肠经之三间穴。

【主治】小儿气喘、高热、咽喉疼痛、坐骨神经痛、肩背痛、头痛、偏头痛、肺癌、肺炎、肺气肿、肺积水、腰痛。

【针法】直刺 0.5～1.5 寸或以三棱针点刺治小儿气喘、高热、肺炎特效。

❖ 重 魁 ❖

【定位】手背食指内侧，即大白穴下 2.5 分处。

【主治】退烧、头痛、偏头痛、感冒、咳嗽、气喘、三叉神经痛、眼红肿痛、高血压、拔牙麻醉用。本穴亦为手术麻醉要穴。

【针法】贴骨下直刺 2～5 分或以三棱针刺出血。

❖ 灵 骨 ❖

（董氏七十二绝针之一）

【定位】第一、二掌骨结合处，亦即拇指、食指叉骨间之终端。

【主治】头面诸病以及汗证、伤风咳嗽、消渴、手痛、吐泻、半身不遂、坐骨神经痛、腰痛、脚痛、骨骼胀大、经闭难产、遗尿、经痛、肠痛、丹毒等。肺气不足引起的肺炎、肺气肿、肺癌、面神经瘫痪、半身不遂、头痛、偏头痛、妇女月经不调、痛经、冠心病、心律不齐、胃及十二指肠溃疡、肾炎、肠炎、面疔、眼疾、耳鸣、耳聋及一切久病、怪病。

【针法】针深0.5～1.5分，可透重仙穴。

❖ 中　白 ❖

（又名鬼门穴，董氏七十二绝针之一）

【定位】手背小指骨与无名指掌骨之间，距指骨与掌骨连接处5分，中渚后5分。

【主治】肾病之腰痛、腰酸、头晕、背痛背酸、眼散光、疲劳、坐骨神经痛、足外踝痛、四肢水肿。急慢性肾盂肾炎、膀胱炎、肾虚耳鸣、脑鸣、重听、四肢水肿、偏头痛、脊椎炎、退化性关节炎、小腿痛、闪腰、坐骨神经痛（奇效）、骨刺（奇效）、闪腰、岔气（特效）。

【针法】针深3～5分。

❖ 下　白 ❖

【定位】手背小指骨与无名指掌骨之间，距指骨与掌骨连接处1.5寸，液门穴下5分。

【主治】急慢性肾炎、膀胱炎、坐骨神经痛（奇效）、骨刺（奇效）、腰酸痛、背痛、头晕、散光、肾虚耳鸣、脑鸣、重听、四肢水肿、偏头痛、脊椎炎、退化性关节炎、小腿痛、闪腰、岔气（特效）。

【针法】针深 0.5 ~ 1.0 寸。

❖ 上　白 ❖

【定位】手背朝上，握拳取之，食指掌骨与中指掌骨之间，距指骨与掌骨缝上 5 分处（手腕方向）。

【主治】角膜炎、结膜炎、眼酸胀、近视、散光、坐骨神经痛、心绞痛、背痛、腰痛、弱视、迎风流泪。

【针法】直刺 3 ~ 8 分。

❖ 分　白 ❖

【定位】手背朝上，中指掌骨与食指掌骨之间，距指骨与掌骨骨缝上 1.5 寸处，即上白穴上 1 寸处（手腕方向）。

【主治】角膜炎、结膜炎、眼酸胀、近视眼、散光、坐骨神经痛、心绞痛、背痛、腰痛、弱视、迎风流泪。

【针法】直刺 3 ~ 8 分。

❖ 内　白 ❖

【定位】握拳取穴，手背中指掌骨与无名指掌骨之间，距指骨与掌骨骨缝上 5 分处（手腕方向）。

【主治】麻疹、白癜风、慢性胰腺炎、脾肿大、齿龈炎、腰痛、坐骨神经痛、过敏性皮肤病。

【针法】直刺 3~8 分。

❖ 外 白 ❖

【定位】手背中指掌骨与无名指掌骨之间，距指骨与掌骨骨缝上 1.5 寸处，即内白穴上 1 寸（手腕方向）。

【主治】麻疹、白癜风、慢性胰腺炎、脾肿大、齿龈炎、腰痛、坐骨神经痛、过敏性皮肤病。并治三叉神经痛、口齿神经痛、肋间神经痛。

【针法】直刺 3~8 分。

❖ 腕顺一 ❖

（董氏七十二绝针之一）

【定位】手背小指掌骨外侧下缘，手腕横纹下 2.5 寸处，后溪穴后 5 分处。

【主治】肾虚所致头痛眼花、坐骨神经痛（特效）、肾炎、膀胱炎、腰痛（特效）、四肢骨肿（奇效）、背痛、腿痛、骨刺、耳鸣、耳聋、颈项骨刺（特效）。

【针法】针深 1.0~1.5 寸。

❖ 腕顺二 ❖

【定位】小指掌骨外侧，距手腕横纹 1.5 寸处。

【主治】肾虚所致之头痛眼花、坐骨神经痛（特效）、肾炎、膀胱炎、腰痛（特效）、四肢骨肿（奇效）、背痛、腿痛、骨刺、耳鸣、耳聋、颈项骨刺（特效）。兼治鼻出血、失眠。

【针法】针深 1.0～1.5 寸。

❖ 手 解 ❖

【定位】小指掌骨与无名指掌骨之间。握拳时小指指尖处，与劳宫平。

【主治】晕针。

【针法】向掌跟方向斜刺，针深 3～5 分。

❖ 手解一 ❖
（董氏三十二解穴之一）

【定位】手掌朝上，于小指掌骨与无名指掌骨之间，握拳时小指尖所触之处。距掌指横纹 1 寸。

【主治】解晕针，治坐骨神经痛（下针立解）、腰痛、三叉神经痛、全身痛、伤口疼痛，又解食物中毒、药物中毒、急性胃肠炎疼痛难忍，拔牙时麻醉止痛、子宫手术之麻醉止痛（当麻醉使用，需配心灵穴）。

【针法】直刺 2～8 分，针下立解，或以三棱针点刺出血即解。

❖ 手解二 ❖

（董氏三十二解穴之一）

【定位】手掌朝上，于小指掌骨与无名指掌骨之间，握拳时小指尖所触之处上 5 分。距掌指横纹上 1.5 寸处。

【主治】解晕针，治坐骨神经痛（下针立解）、腰痛、三叉神经痛、全身痛、手术后伤口疼痛，又解食物中毒、药物中毒、急性胃肠炎疼痛难忍，拔牙时麻醉止痛、子宫手术之麻醉止痛（当麻醉使用，需配心灵穴），兼能治胆石症、胆囊炎，针下立解，或以三棱针出血即解。

【针法】直刺 2~8 分，针下立解，或以三棱针点刺出血即解。

❖ 土　水 ❖

（3穴）

【定位】拇指第一掌骨内侧，距掌骨小头 1 寸处 1 穴，后 5 分处 1 穴，再后 5 分处 1 穴。

【主治】急慢性胃炎、久年胃病。

【针法】沿骨下直刺 0.5~1.0 寸。右病取左，左病取右。

❖ 上 高 ❖

（董氏七十二绝针之一）

【定位】手掌第四、五掌骨之间，手解二穴上 5 分处。

【主治】腹膜炎、肋膜炎、阑尾炎、卵巢炎、急慢性小肠炎、增高。

【针法】直刺 2~8 分。

❖ 下 高 ❖

（董氏七十二绝针之一）

【定位】手掌第四、五掌骨之间处，手解二穴上 1.5 寸处（于小指掌骨与无名指掌骨之间，握拳时小指尖所触之处上 2 寸）。

【主治】腹膜炎、肋膜炎、阑尾炎、卵巢炎、急慢性小肠炎、增高。

【针法】直刺 2~8 分。

❖ 三 风 ❖

【定位】手掌朝上，食指与中指叉口上 2.5 分、5 分、7.5 分处共 3 穴。

【主治】头风痛、项紧痛、偏头痛、两肩痛。

【针法】直刺 2~4 分或使用三棱针点刺出血。

❖ 三　齿 ❖

【定位】手掌朝上，当中指与无名指叉口上2.5分、5分、7.5分处，共3穴。

【主治】牙齿痛、齿龈炎、咽喉炎、扁桃腺炎、胃炎、胃痛。

【针法】直刺2~4分或使用三棱针点刺出血。

❖ 三　河 ❖

【定位】手掌朝上，当无名指与小指叉口上2.5分、5分、7.5分处，共3穴。

【主治】子宫痛、下腹痛、两腿痛、胆疾、脊椎骨长骨刺、腰痛、坐骨神经痛。

【针法】直刺2~4分或使用三棱针点刺出血。

❖ 三　毛 ❖

【定位】手掌朝上，当食指掌骨正中央上5分、1寸、1.5寸处，共3穴。

【主治】胃溃疡、十二指肠溃疡、胃腺癌、肺结核、肺癌、鼻癌、支气管炎、气喘、扁桃体炎、肺病。

【针法】斜刺3分，直刺2~5分。

❖ 三 火 ❖

【定位】掌面朝上，当中指掌骨骨上正中央上5分、1寸、1.5寸处，共3穴。

【主治】心律不齐、风湿性心脏病、心肌肥厚、胸痛、背痛、耳鸣、偏头痛、前额痛、头晕。

【针法】斜刺3分，直刺2～5分。

❖ 三 星 ❖

【定位】掌面朝上，当无名指掌骨上正中央上5分、1寸、1.5寸处，共3穴。

【主治】两胁痛、肋膜炎、黄疸病、肝炎、口苦、耳聋、两腿内侧筋痛、胃胀、脾脏肿大。

【针法】斜刺3分，直刺2～5分。

❖ 三 海 ❖

（三海一、三海二、三海三）

【定位】手掌朝上，当小指掌骨上正中央是三海二穴，下5分（向手指方向）是三海一穴，上5分处（向手腕方向）是三海三穴。

【主治】急慢性肾盂肾炎、膀胱炎、子宫瘤、卵巢瘤、子宫炎、卵巢炎、坐骨神经痛、腰痛、脊椎炎、阳痿、早泄、增高、项紧痛、后脑疼痛、胆汁分泌不足。

【针法】直刺 2 ~ 5 分。

❖ 心灵一、心灵二、心灵三 ❖

（董氏七十二绝针之一）

【定位】心灵一穴位于手腕横纹上 1.5 寸，于桡侧手腕屈肌腱和长掌肌腱之间取之（上 2 寸是内关）。心灵二穴位于手腕横纹上 2.5 寸。心灵三穴位于手腕横纹上 3.5 寸。

【主治】心脏内膜炎、心律不齐、心肌肥厚、心肌梗死、胸闷（胸痛）、胃脘痛、腿痛、前额痛、头晕、手脚麻痹，亦可当麻醉用治颈项手术。

【针法】直刺 0.5 ~ 1.0 寸，斜刺 30°，由下往上刺 1.5 寸治胸部、头部疾病。

❖ 三叉一 ❖

（董氏七十二绝针之一）

【定位】握拳取穴，在食指与中指叉口之中央处。

【主治】角膜炎、眼睛酸痛（特效）、腰痛、坐骨神经痛（有卓效）、眉棱骨胀痛（特效）、视神经萎缩、半身不遂、痿证。

【针法】直刺 2 寸，从叉口进针至两掌骨间端，握拳后从叉口进针。

❖ 三叉二 ❖

（董氏七十二绝针之一）

【定位】握拳取穴，在中指与无名指叉口之中央点。

【主治】脾肿大、胰腺炎，半身不遂（特效）、坐骨神经痛、手脚麻痹（特效）。

【针法】直刺2寸，从叉口进针至两掌骨间端，握拳后从叉口进针。

❖ 三叉三 ❖

（董氏七十二绝针之一）

【定位】握拳取穴，在无名指与小指叉口之中央点。

【主治】重感冒头晕头昏（特效）、坐骨神经痛（特效）、骨刺（特效）、腰酸、腰痛（奇效）、肾盂肾炎、肾脏病水肿（特效）。

【针法】直刺2寸，从叉口进针至两掌骨间端，握拳后从叉口进针。

❖ 小 节 ❖

【定位】位于大指本节掌骨旁（在肺经上）赤白肉际上，握拳大拇指内缩取穴。

【主治】踝痛、踝扭伤特效。亦治颈痛、肩痛、背痛、腰痛、坐骨神经痛、胸痛、胃痛、慢性腹泻、腕肘痛。

【针法】沿骨下直刺1.0～1.5寸。右病取左，左病取右。

第三章 三三部位

（小臂部位）

❖ 其 门 ❖

【定位】手背朝上，在手腕横纹桡骨上缘正中央上2寸靠内侧1寸处。

【主治】月经不调、赤白带下、大便脱肛、痔疮、子宫炎、卵巢炎、梅毒、淋病、腹膜炎、下痢、子宫瘤、子宫颈癌、尿道炎、膀胱炎。

【针法】直刺无效，应斜刺，由桡骨上缘以15°向外斜刺1.5寸。斜刺约与皮下平行，针入3~5分。

❖ 其 角 ❖

【定位】桡骨外侧，手腕横纹后4寸处。

【主治】月经不调、赤白带下、大便脱肛、痔疮、子宫炎、卵巢炎、梅毒、淋病、腹膜炎、下痢、子宫瘤、子宫颈癌、尿道炎、膀胱炎。

【针法】直刺无效，应斜刺，由桡骨上缘以15°向外斜刺1.5寸。斜刺约与皮下平行，针入3~5分。

❖ 其　正 ❖

【定位】桡骨外侧，手腕横纹后 6 寸处。

【主治】月经不调、赤白带下、大便脱肛、痔疮、子宫炎、卵巢炎、梅毒、淋病、腹膜炎、下痢、子宫瘤、子宫颈癌、尿道炎、膀胱炎。

【针法】直刺无效，应斜刺，由桡骨上缘以 15°向外斜刺 1.5 寸。斜刺约与皮下平行，针入 3~5 分。

❖ 火　串 ❖

【定位】手抚胸取穴，手背腕横纹上 2.5 寸，两筋骨间陷中（手背横纹后 3 寸，两筋骨间陷中是穴，亦即三焦经之支沟穴）。

【主治】便秘、心悸、手下臂痛、胸痛透背、胸闷、手抽筋、手指麻木。

【针法】直刺 1.0~1.5 寸，斜刺 30°由下往上针 2 寸。

❖ 火　陵 ❖

【定位】手抚胸取穴，手背两筋骨间陷中，在火串穴上 2 寸，腕横纹上 4.5 寸（手背横纹后 5 寸，即火串穴后 2 寸）。

【主治】胸部闷胀疼痛，手抽筋，手指麻木。

【针法】直刺 0.5～1.0 寸。

❖ 火　山 ❖

【定位】手抚胸取穴，火陵穴上 1.5 寸，腕横纹上 6 寸。

【主治】胸部闷胀疼痛、手抽筋、手指麻木。

【针法】直刺 1.0～1.5 寸。

❖ 火腑海 ❖

【定位】手抚胸取穴，在火山穴后 2 寸，按之肉起，锐肉之端。

【主治】咳嗽、气喘、感冒、鼻炎、坐骨神经痛、腿酸、腰酸、贫血、头晕、眼花、疲劳过度。

【针法】直刺 1.0～1.5 寸。

❖ 手五金 ❖

（董氏三十二解针之一）

【定位】尺骨外侧，距腕横纹 6.5 寸。

【主治】坐骨神经痛、腹痛、小腿麻木、手脚麻木（特效）、小腿发胀、脚痛，解针口痛、项痛、头痛、药物中毒、食物中毒、疮疡毒。

【针法】直刺 0.5～1.5 寸。

❖ 手千金 ❖

（董氏三十二解针之一）

【定位】尺骨外侧，手五金后1.5寸。

【主治】坐骨神经痛、手脚麻木（特效）、小腿发胀、脚痛，解针口痛、项痛、头痛、腹痛、药物中毒、食物中毒、疮疡毒。

【针法】直刺0.5～1.5寸。

❖ 肠　门 ❖

【定位】尺骨内侧，距腕横纹3寸处是穴。

【主治】急慢性肠炎、头昏眼花、胆囊炎、呕吐。

【针法】针深3～5分。

❖ 肝　门 ❖

【定位】手抚胸取穴，在尺骨之内侧中部，距腕横纹6寸，即肠门穴直上3寸处。尺骨内侧距腕横纹6寸是穴。

【主治】急性肝炎（特效）、急慢性胃肠炎、胸闷、胸痛、两胁痛、腿内侧痛（立除）。

【针法】针深3～5分。

❖ 心 门 ❖

【定位】手抚胸取穴，在尺骨鹰嘴突起内侧陷处，肘尖下 1.5 寸凹陷中，下尺骨内侧凹陷中，距肘尖 1.5 寸处是穴。

【主治】心悸、胸闷、心脏病、呕吐、干霍乱。

【针法】针深 3~5 分。

❖ 人 士 ❖

【定位】手平伸，掌心侧向上，腕横纹上 4 寸，前臂桡骨内侧是穴。

【主治】气喘、手掌手指痛、肩臂痛、背痛、胸痛、心悸、蛋白尿。

【针法】沿桡骨外侧上缘，从外向内，以 15°角斜刺 0.5~1.5 寸，左病取右，右病取左，病在中左右均取。

❖ 地 士 ❖

【定位】手平伸，掌心向上，人士穴上 3 寸，孔最穴下 1 寸处。

【主治】气喘、感冒、头痛、肾虚、心脏病、疝气、便秘。

【针法】沿桡骨外侧上缘，从外向内，以 15°角斜刺 0.5~1.5 寸，左病取右，右病取左，病在中左右均取。

❖ 天 士 ❖

【定位】掌心向上，地士穴直上3寸处。

【主治】气喘、鼻炎、臂痛、感冒、胸闷胸胀，支气管炎。

【针法】沿桡骨外侧上缘，从外向内，以15°角斜刺0.5～1.5寸，左病取右，右病取左，病在中左右均取。

❖ 曲 陵 ❖

【定位】掌心向上，当肘窝横纹中央直下1.5寸处是穴。

【主治】抽筋、呕吐腹泻、气喘、网球肘、心悸，肘关节炎、甲状腺肿、心肌肥厚、心脏停搏、胸痛、背痛、重感冒。

【针法】直刺0.5～1寸，或用三棱针点刺出血。

❖ 建 力 ❖

【定位】当曲陵穴外侧5分处。

【主治】重感冒、鼻塞、鼻蓄脓症、咳嗽、气喘、支气管。

【针法】直刺0.3～1.0寸，浅刺治重感冒，深刺治肺炎。

❖ 中 力 ❖

【定位】掌心向上，在建力穴外侧 5 分处。

【主治】重感冒、鼻塞、鼻蓄脓症、咳嗽、气喘、支气管。

【针法】直刺 0.5 ~ 1.0 寸。

❖ 腰灵一 ❖

【定位】腕横纹中央直上 4.5 寸之正中央内侧 5 分处。

【主治】急慢性肾盂肾炎（特效）、腰酸痛（特效）、痔疮、习惯性便秘（用三棱针点刺出血特效）。

【针法】直刺 2 ~ 3 分，或用三棱针点刺出黑血特效。

❖ 腰灵二 ❖

【定位】腕横纹中央直上 4.5 寸之正中央处。

【主治】急慢性肾盂肾炎（特效）、腰酸痛（特效）、痔疮、习惯性便秘（用三棱针点刺出血特效）。

【针法】直刺 2 ~ 3 分，或用三棱针点刺出黑血特效。

❖ 腰灵三 ❖

【定位】腕横纹中央直上 4.5 寸之正中央外侧 5 分处。

【主治】急慢性肾盂肾炎（特效）、腰酸痛（特效）、痔疮、习惯性便秘（用三棱针点刺出血特效）。

【针法】直刺 2 ~ 3 分，或用三棱针点刺出黑血特效。

第四章　四四部位

（大臂部位）

❧ 分金、内金、合金 ❧

【定位】分金在后臂肱骨之前侧，距肘窝横纹 1.5 寸处。内金、分金、合金三穴相邻，距离为 0.5 寸。

【主治】过敏性鼻炎、鼻蓄脓症、感冒、喉炎、咳嗽之特效穴。

【针法】针深 0.5 分 ~1.0 寸。

❧ 后　椎 ❧

【定位】后臂肱骨外侧，距肘横纹 2.5 寸。

【主治】脊椎骨脱臼、脊椎骨胀痛、肾炎、腰痛、支气管炎（特效）、口干、老人夜间咳嗽（特效）。后椎、首英、育英 3 穴同用（即所谓倒马针），效果更为迅速，治脊椎效果不如正脊穴。

【针法】针深 3~5 分。

❧ 首　英 ❧

【定位】后臂肱骨外侧，距肘横纹 4.5 寸。

【主治】支气管炎（特效）、老人夜间咳嗽（特效）、口干、脊椎骨脱臼、脊椎骨胀痛、肾炎、腰痛。

【针法】针深 3 ~ 5 分。

❖ 富　顶 ❖

【定位】后臂肱骨外侧，距肘横纹 7 寸处。

【主治】疲劳、高血压、头晕、头痛。

【针法】针刺 3 ~ 5 分。浅刺治疲劳，深刺治头晕、头昏及血压高。直刺 0.3 ~ 1.0 寸或斜刺 1.0 ~ 1.5 寸，贴骨下针。

❖ 后　枝 ❖

【定位】当肩中与肘之直线上，富顶穴上 1 寸，距肘横纹 8 寸处。

【主治】高血压、头晕、头痛、杀菌、皮肤病、血管硬化。

【针法】直刺 0.3 ~ 1.0 寸或斜刺 1.0 ~ 1.5 寸，贴骨下针。

❖ 肩　中 ❖

（董氏七十二绝针之一）

【定位】后臂肱骨外侧，距肩骨缝 3 寸处。

【主治】膝盖关节炎（特效）、膝盖扭伤（特效）、皮肤病（颈项皮肤病及臀部皮肤病有特效）、半身不遂、心悸、肩痛、肩周炎、流鼻血、血管硬化、瘰疬（特效）、腰痛。

【针法】针深 0.5~1.0 寸。

❖ 背　面 ❖

【定位】肩骨缝中央，举臂时空陷处是穴，也有说是后 1 寸，但在此范围疗效都可（图 4–3）。

【主治】腹胀，发音无力。

【针法】针深 0.3~1.0 寸。

❖ 天宗、地宗、人宗 ❖

【定位】天宗穴在上臂肱骨内缘与肱二头肌后部间凹陷处，在地宗穴上 3 寸，后臂肱骨内缘与肱二头肌后部间凹陷处，距肘窝横纹 9 寸处。地宗穴在天宗穴直下 3 寸。人宗穴在地宗穴直下 3 寸。

【主治】妇科阴痒、阴痛、赤白带下（具有神效）、小腿痛、脚扭伤、小儿麻痹、狐臭、糖尿病。

【针法】针刺 1.0~1.5 寸。

❖ 云 白 ❖

【定位】垂手取穴或手抚胸取穴，当肩关节前方去肩尖约 2 寸处，亦即肩中穴内 2 寸处（图 4-3）。

【主治】妇科阴道炎、子宫炎、卵巢炎、阴痒、阴痛、赤白带下、脚扭伤（特效）、小儿麻痹。

【针法】针深 3～5 分，直刺 1～2 寸或斜刺，由上往下斜刺 2 寸。

❖ 神 肩 ❖

（董氏七十二绝针之一）

【定位】肩峰穴与云白穴连线之中央点（肩峰穴在肩骨缝之正中央下 5 分，即十四经肩髃穴下 5 分处。云白穴在上臂肱骨后缘，肩中穴内 2 寸处）。

【主治】小儿麻痹（特效）、脑出血、半身不遂（特效）、手臂麻痹、大腿内侧疼痛麻痹（特效）。

【针法】直刺 3～5 分或斜刺 0.5～1.0 寸，由上往下刺。

❖ 李 白 ❖

【定位】云白穴稍向外斜下 2 寸处。

【主治】狐臭、多汗症、脚扭伤、脚痛、小腿痛、小儿麻痹。

【针法】直刺 0.5 ~ 1.5 寸或斜刺，由下往上斜刺 1.5 ~ 2.0 寸，针深 3 ~ 5 分。

❖ 水 愈 ❖

【定位】上臂后侧，肩胛冈下缘，背面穴后斜开 2 寸处。

【主治】肾炎、肾结核、腰痛、腿酸、乏力、蛋白尿、臂痛、手腕手背痛、多汗、荨麻疹等。

【针法】直刺 0.3 ~ 0.5 寸，或用三棱针扎出黄水，主治肾脏病特效。

❖ 下 曲 ❖

【定位】上臂后侧，即后枝穴后开 1 寸处。

【主治】血压高、坐骨神经痛（肺与肝两种机能不健全所引起者）、半身不遂、小儿麻痹、神经失灵所引起之骨头脱节症。

【针法】直刺 1.0 ~ 1.5 寸或斜刺，由下往上斜刺 1.5 ~ 2.0 寸。

❖ 上 曲 ❖

【定位】上臂后侧，即肩中央后开 1 寸处。

【主治】小儿麻痹、坐骨神经痛、臂痛、高血压、小腿胀痛。

【针法】针深 0.5～1.0 寸。

❖ 支 通 ❖

【定位】在手臂后侧，首英穴（当后臂肱骨之外侧，肘横纹上 4.5 寸处）向后横开 1 寸处。

【主治】高血压、血管硬化、头晕、疲劳、腰酸。

【针法】直刺 0.6～1.0 寸或斜刺 1.0～1.5 寸。

❖ 落 通 ❖

【定位】在上臂后侧，距肘横纹上 7 寸，即富顶穴向后横开 1 寸处。

【主治】高血压、血管硬化、头晕、疲劳、四肢无力、腰酸。

【针法】斜刺 0.5～1.0 寸，贴骨下针。

❖ 正脊一、正脊二、正脊三 ❖

（董氏七十二绝针之一）

【定位】正脊一穴在手臂肱骨正中央线上、当肘横纹直上 2 寸处。正脊二穴在肘横纹直上 4 寸处。正脊三穴在肘横纹直上 6 寸处。

【主治】脊椎骨膜炎（骨刺）、脊椎增生症、僵直性脊椎不能弯曲症、颈椎骨刺、慢性肾盂肾炎。

【针法】直刺 0.5~1.0 寸或斜刺 1.0~1.5 寸，由下往上刺。

❖ 三神一、三神二、三神三 ❖

（董氏七十二绝针之一）

【定位】三神一穴手抚胸取穴，手臂肱骨之外侧，肘尖直上 1.5 寸。三神二穴手抚胸取穴，手臂肱骨之外侧，肘尖直上 2.5 寸。三神三穴手抚胸取穴，手臂肱骨之外侧，肘尖直上 3.5 寸。

【主治】阳痿、早泄、腰酸、腰痛、肾结石痛、口干、喉炎、支气管炎、老人咳嗽。肾之补穴。

【针法】由下往上斜刺 5 分治口干，可立解，还治喉炎、支气管炎，斜刺 1 寸治肾虚。

❖ 三灵一、三灵二、三灵三 ❖

（董氏七十二绝针之一）

【定位】三灵一穴位于肘窝横纹（即十四经尺泽穴）之上方，即肘窝横纹上 5 分处。三灵二穴位于肘窝横纹外 5 分，于尺泽穴外 5 分横纹上。三灵三穴位于肘窝横纹内 5 分，于尺泽穴内 5 分横纹上。

【主治】急性心脏停搏（奇效）、心绞痛（特效）、胸闷（下针立解）、胸痛透背膏肓（特效）、心脏缺氧呼吸困难。

　　【针法】直刺 1～2 分，斜刺 1～2 分，用三棱针点刺出黑血神效，点刺出红血亦有卓效。

第五章　五五部位

(足趾部位)

❖ 火　包 ❖

【定位】足第二趾第二道横纹正中央处。

【主治】肝病、难产、胎衣不下、堕胎（特效）、赤白带，急性心绞痛。

【针法】针深 3~5 分。

❖ 上　瘤 ❖

【定位】足底后前缘正中央（脚后跟硬皮前缘中央）处。

【主治】脑瘤（特效）、脑积水、小脑痛、脑神经痛、脑神经衰弱、脑癌（奇效）。

【针法】针深 2~5 分。

❖ 三圣一、三圣二、三圣三 ❖

(董氏七十二绝针之一)

【定位】三圣一穴位于脚底正中央点，即十四经涌泉穴后 1 寸处。三圣二穴在脚底正中央上 1 寸处。三圣三穴在脚底正中央上 2 寸处。

【主治】高血压（特效）、低血压（特效）、脑出血、脑血栓。

【针法】直刺 0.5~1.0 寸。

❖ 海　豹 ❖

【定位】在大趾之内侧，大趾本节正中央，大趾甲内侧后方处是穴。隐白穴后方大都穴的前方。

【主治】角膜炎、疝气、妇科阴道炎、手指痛。

【针法】直刺 1~3 分。

❖ 木　妇 ❖

【定位】足第二趾中节正中央外开 3 分处。

【主治】赤白带下、月经不调、经痛、输卵管不通、子宫炎。

【针法】针深 2~4 分，贴骨下针。

第六章　六六部位

（足掌部位）

❖ 火　硬 ❖

【定位】足背第一、二趾间，趾蹼缘的赤白肉际后5分是穴，亦即行间穴后5分处。

【主治】惊悸、眩晕、子宫炎、子宫肌瘤、下颌疼痛（咀嚼障碍）。

【针法】针刺0.5～1.0寸。

❖ 火　主 ❖

【定位】第一、二趾缝上1.5～2.0寸处。

【主治】难产、肝病、胃病、痛经、子宫炎、高血压、子宫肌瘤、神经衰弱、脚软无力、步行艰难、骨骼胀大等。

【针法】针刺0.5～1.5寸。

❖ 门　金 ❖

【定位】足背第二、三趾赤白肉际处，直上约2寸处（第二、三跖骨凹陷中）。

【主治】月经前后抽痛阵痛（特效）、肠炎、胃炎、腹部发胀、腹痛、盲肠炎。

【针法】直刺3~5分，斜刺0.5~1.5分。

❖ 木 斗 ❖

【定位】在第三跖骨与第四跖骨之下缘，在跖骨关节与趾骨关节之中间骨缝，下缘5分处骨缝中。

【主治】脾肿大（痞块）、消化不良、肝病、疲劳、肥胖病、小儿麻痹。

【针法】直刺3~5分。

❖ 木 留 ❖

【定位】在第三跖骨与第四跖骨叉口下凹陷中，跖骨与趾骨关节上1.5寸处。

【主治】脾肿大、消化不良、肝病、疲劳、小儿麻痹、半身不遂。

【针法】直刺3~5分。

❖ 六 完 ❖

【定位】足背第四、五趾缝间后5分处是穴。

【主治】止血（包括跌伤、刀伤出血或是打针血流不止）、偏头痛。

【针法】直刺3~5分。

❖ 水 曲 ❖

【定位】足背第四、五跖骨结合部的前方凹陷处是穴。

【主治】腰痛、腹胀、颈项疼痛、四肢水肿、周身窜痛、咬颊、妇科诸疾，坐骨神经痛。

【针法】针深0.5~1.0寸。

❖ 火 连 ❖

【定位】足内侧缘，当第一跖趾关节后下方赤白肉际凹陷处是穴。

【主治】高血压引起之头晕眼昏、心悸、心脏衰弱、脑瘤、脑膜炎。

【针法】直刺0.3~1.0寸或横刺，针与跖骨成直角，沿跖骨底缘进针。

❖ 火 菊 ❖

【定位】火连后1寸处。

【主治】手麻痹、心悸、头晕、脚痛、高血压、头昏脑胀、眼昏花、眼压过高致眼皮发酸、颈项扭转不灵、脑瘤、脑膜炎。

【针法】针刺 0.5~1.0 寸。

❖ 火　散 ❖

【定位】火菊穴后 1 寸处（在第一跖骨内侧，在趾骨与跖骨关节后 4 寸）。

【主治】头痛、脑胀、角膜炎、腰酸、头晕、眼花、背痛、脑瘤、脑膜炎。

【针法】直刺 0.5~1.0 寸或横刺，针与跖骨成直角，沿跖骨底缘进针。

❖ 水　分 ❖

【定位】在内踝尖直下 1.5 寸，照海穴直下 5 分。

【主治】脑神经痛、偏头痛、肾脏炎、腰痛、子宫炎、卵巢炎、月经痛、项紧痛、肩痛、两胁痛、睾丸肿痛。

【针法】直刺 0.5 寸或用三棱针点刺出血特效。

❖ 水　门 ❖

【定位】在水分穴（内踝尖）直下 1.5 寸，向内横开 5 分。

【主治】脑神经痛、偏头痛、肾炎、腰痛、子宫炎、卵巢炎、月经痛、项紧痛、肩痛、两胁痛。睾丸肿痛。

【针法】直刺 0.5 寸或用三棱针点刺出血特效。

❖ 水 香 ❖

【定位】在水分穴向外横开 5 分处。

【主治】脑神经痛、偏头痛、肾炎、腰痛、子宫炎、颈项疼痛、肩痛。

【针法】直刺 0.5 寸或用三棱针点刺出血特效。

❖ 水 晶 ❖

【定位】在内踝尖直下 2 寸处。

【主治】子宫炎、子宫胀、子宫肌瘤、小腹气肿胀闷。

【针法】直刺 0.5～1.0 寸。

❖ 水 相 ❖

【定位】在内踝直后 2 寸处，跟筋（阿基利斯腱）前缘贴骨下陷处下 5 分，即太溪穴下 5 分，大钟穴内 5 分处。

【主治】肾炎、四肢水肿、肾亏所致腰痛、脊椎骨痛、妇科产后风、白内障。

【针法】直刺 0.3～0.5 寸。

❖ 水　仙 ❖

【定位】在内踝骨后方下 2 寸，跟筋前缘陷处（即水相穴下 2 寸处）。

【主治】肾炎、四肢水肿、肾亏所致腰痛、脊椎骨痛、妇科产后风、白内障。

【针法】直刺 0.3～0.5 寸。

❖ 上溪、下溪、外溪、内溪、前溪、水溪 ❖

【定位】上溪穴位于踝关节前横纹上中央、两筋之间，与外踝尖平齐下 1 寸处，即解溪穴下 1 寸处。下溪位于上溪穴下 1 寸处。外溪位于上溪穴外 1 寸处。内溪位于上溪穴内 1 寸处。前溪穴位于下溪穴外 1 寸处。水溪穴位于下溪穴内 1 寸处。

【主治】久年头痛（特效）、头昏、头胀（特效）、偏头痛（特效）、胃及十二指肠溃疡（特效）、心闷、心脏病、神经衰弱、鼻炎、喉炎、喉癌、胸痛。手脚麻木、项紧（特效）、脑震荡、半身不遂。

【针法】直刺 0.3～0.5 寸或用三棱针点刺出血，特效。

❖ 花骨一 ❖

【定位】在足底第一跖骨与第二跖骨之间，距趾间叉口5分1穴，再5分1穴，再5分1穴，再8分1穴，共4穴。

【主治】沙眼、角膜炎、眼皮炎、迎风流泪、怕光、眉棱骨酸胀痛。

【针法】直刺0.5~1.5寸。

❀ 花骨二 ❀

【定位】在足底第二与第三跖骨之间，距趾间叉口1寸1穴，再5分1穴，共2穴。

【主治】手指无力、手臂痛。

【针法】直刺0.5寸或用三棱针点刺出血，特效。

❀ 花骨三 ❀

【定位】在足底第三跖骨与第四跖骨之间，距趾间叉口2寸处。

【主治】腰痛、坐骨神经痛、脊椎骨痛。

【针法】直刺0.5寸或用三棱针点刺出血特效。

❀ 花骨四 ❀

【定位】在足底第四、第五跖骨之间，距趾间叉口1.5寸处。

【主治】脊椎骨痛、坐骨神经痛、小腹痛、胃痛、止血。

【针法】直刺0.5寸或用三棱针点刺出血特效。

五花一、五花二、五花三、五花四、五花五

【定位】五花一在脚底、脚后跟正中央处。五花二在五花一内1寸处。五花三在五花一外1寸处。五花四在五花一上1寸处。五花五在五花一下1寸处。

【主治】足跟痛（特效）、失眠、脑神经痛。

【针法】直刺0.3～0.5寸治失眠、脑神经痛。用三棱针扎出黑血治足跟痛特效。

第七章　七七部位
（小腿部位）

❖ 正　筋 ❖

【定位】足后跟筋中央上，距足底 3.5 寸。

【主治】脊椎骨闪痛、腰椎痛、颈项筋痛、脑骨胀大、脑积水。

【针法】针刺 1.0～1.5 寸（针透过筋效力更佳）。体壮者可坐姿进针，体弱者应侧卧进针。

❖ 正　宗 ❖

【定位】正筋穴上 2 寸处。

【主治】脊椎骨闪痛、腰椎痛、颈项筋痛、脑骨胀大、脑积水。

【针法】针刺 1.0～1.5 寸（针透过筋效力更佳）。体壮者可坐姿进针，体弱者应侧卧进针。

❖ 正　士 ❖

【定位】正宗穴上 2 寸处。

【主治】肩背痛、腰痛、坐骨神经痛、闪腰岔气、头痛。

【针法】针刺 0.5～1.0 寸。

❖ 搏　球 ❖

【定位】正士穴上 2.5 寸处。

【主治】腿抽筋、腓肠肌痉挛、霍乱、腰酸背痛、鼻出血。

【针法】针刺 1～2 寸。

❖ 一　重 ❖

【定位】外踝骨尖上 3 寸，向前横开 1 寸处。

【主治】甲状腺肿大（特效）、眼球突出、扁桃腺炎、口眼㖞斜（颜面神经瘫痪，奇效）、偏头痛、痞块、肝病、脑瘤、脑癌（卓效）、脑膜炎、喉炎、脾肿大（特效）、脾脏炎。

【针法】针刺 1～2 寸或用三棱针点刺。

❖ 二　重 ❖

【定位】一重穴直上 2 寸处（图 7-2）。

【主治】甲状腺肿大（特效）、眼球突出、扁桃腺炎、口眼㖞斜（颜面神经瘫痪，奇效）、偏头痛、痞块、肝病、脑瘤、脑癌（卓效）、脑膜炎、喉炎、脾肿大

（特效）、脾脏炎。

【针法】针刺 1～2 寸或用三棱针点刺。

❖ 三　重 ❖

【定位】二重穴直上 2 寸处。

【主治】甲状腺肿大（特效）、眼球突出、扁桃腺炎、口眼㖞斜（颜面神经瘫痪，奇效）、偏头痛、痞块、肝病、脑瘤、脑癌（卓效）、脑膜炎、喉炎、脾肿大（特效）、脾脏炎。

【针法】针刺 1～2 寸或用三棱针点刺。

❖ 四花上 ❖

【定位】膝眼下 3 寸，胫骨外帘处是穴（在外膝眼直下 3 寸，胫骨外缘，贴骨下陷中，足三里穴内侧 1 寸处）。

【主治】哮喘、牙痛、心悸、口内生瘤、头晕、心脏病、转筋霍乱、十二指肠溃疡（特效）、胃溃疡（特效）。

【针法】针刺 2～3 寸。

❖ 四花中 ❖

【定位】四花上穴直下 4.5 寸处。

【主治】哮喘、眼球病（酸痛、角膜炎、结膜炎、白内障）、心脏内膜炎、心肌梗死（特效）、心脏血管硬化（有卓效）、心两侧痛、心脏停搏、急性胃肠炎（立即见效）、肺癌、肺气肿、肺炎（奇效）。

【针法】针刺2～3寸治哮喘、眼球痛；三棱针出血治疗血管硬化、急性胃痛、胸闷心慌、肋膜炎等症。

❖ 四花里 ❖

【定位】四花中穴向内横开1.5寸，当胫骨外缘。

【主治】急慢胃病、心脏病、心悸、转筋霍乱（呕吐）、心脏停搏。

【针法】直刺1.5～2.0寸或用三棱针点刺出血。

❖ 四花外 ❖

【定位】四花中穴向外横开1.5寸处。

【主治】急性肠炎、牙痛、偏头痛、面部神经瘫痪、肋膜痛。

【针法】针刺1～2寸。

❖ 四花副 ❖

【定位】四花中穴直下2.5寸处。

【主治】哮喘、眼球病（酸痛、角膜炎、结膜炎、白内障）、心脏内膜炎、心肌梗死（特效）、心脏血管硬化（有卓效）、心两侧痛、心脏停搏、急性胃肠炎（立即见效）、肺癌、肺气肿、肺炎（奇效）。

【针法】针刺1~2寸。

❧ 四花下 ❧

【定位】当四花副穴直下2.5寸处。

【主治】肠炎、腹胀、胃痛、水肿、睡中咬牙。

【针法】哮喘、眼球病（酸痛、角膜炎、结膜炎、白内障）、心脏内膜炎、心肌梗死（特效）、心脏血管硬化（有卓效）、心两侧痛、心脏停搏、急性胃肠炎（立即见效）、肺癌、肺气肿、肺炎（奇效）。

❧ 腑　肠 ❧

【定位】在四花下穴直上1.5寸处。

【主治】肠炎、腹胀、胃痛、下肢水肿、睡中咬牙。

【针法】直刺0.5~1.0寸或用三棱针点刺出血。本穴通常为四花下穴之配穴，效力迅速，但不单独用针。

❧ 上　唇 ❧

【定位】在膝盖下缘，髌骨韧带上。

【主治】唇痛、白口症。治口腔和唇部病有效。

【针法】以三棱针点刺黑血。

❖ 下 唇 ❖

【定位】在膝盖下缘 1 寸处，髌骨韧带上。

【主治】唇痛、白口症。治口腔和唇部病有效。

【针法】以三棱针点刺黑血。

❖ 天 皇 ❖

【定位】弯曲膝盖，胫骨内侧髁下缘凹陷处直下 1 寸。即阴陵泉穴直下 1 寸处。距膝关节 3.5 寸。

【主治】胃酸过多、反胃（倒食症）、糖尿病、蛋白尿、肾炎、泌尿系统诸症等。

【针法】针刺 0.5 ~ 2.5 寸（沿骨缘下针）。

❖ 肾关（天皇副）❖

【定位】在天皇穴直下 1.5 寸处。

【主治】胃酸过多、倒食、眼球歪斜、散光、贫血、癫痫、精神病，眉棱骨痛、鼻骨痛、头晕、肾亏、坐骨神经痛、腰痛。

【针法】直刺 0.5 ~ 1.0 寸。当补肾用时针深 2 寸。

❖ 地 皇 ❖

【定位】胫骨内侧，距内踝骨 7 寸处。

【主治】泌尿系统诸症。

【针法】针深 1～2 寸，以与脚成 40°角刺入。

❖ 四 肢 ❖

【定位】胫骨内侧，内踝上 4 寸处。

【主治】四肢痛、颈痛、糖尿病。

【针法】针深 0.5～1.5 寸（孕妇禁针）。

❖ 人 皇 ❖

【定位】在胫骨之内侧前缘，即内踝尖直上 3 寸，当胫骨后缘处穴。

【主治】淋病、阳痿、早泄、遗精、滑精、脊椎疼痛、脖颈疼痛、头晕、手麻、糖尿病、血尿、眼痛、腹泻、神经性皮炎等。

【针法】针刺 1.0～2.5 寸（孕妇禁针）。

❖ 侧三里 ❖

【定位】四花上穴外开 1.5 寸处。

【主治】牙痛、面神经麻痹、肋间神经痛、三叉神经痛、偏头痛、止阑尾炎疼痛。

【针法】针刺 0.5～1.5 寸。

❖ 侧下三里 ❖

【定位】侧三里直下 2 寸处。

【主治】牙痛、面神经麻痹、肋间神经痛、三叉神经痛、偏头痛、阑尾炎疼痛。

【针法】针刺 0.5～1.5 寸。

❖ 足千金 ❖

【定位】侧下三里外开 5 分，再直下 2 寸处。

【主治】急性肠炎、鱼骨刺住喉管、肩及背痛（特效）、喉咙生疮、喉炎（火蛾病，特效）、扁桃体炎、甲状腺肿、肩背痛。

【针法】直刺 0.5～1.0 寸，或以三棱针点刺黑血。

❖ 足五金 ❖

【定位】足千金直下 2 寸是穴。

【主治】急性肠炎、鱼骨刺住喉管、肩及背痛（特效）、喉咙生疮、喉炎（火蛾病，特效）、扁桃体炎、甲状腺肿、肩背痛。

【针法】直刺 0.5～1.0 寸，或以三棱针点刺黑血。

❖ 七虎一、七虎二、七虎三 ❖

【定位】七虎一在外踝骨后 1.5 寸之直线上 2 寸处。七虎一上 2 寸为七虎二，七虎二上 2 寸为七虎三）。

【主治】肩骨痛、锁骨炎、胸骨痛及肿胀、肋膜炎、颈项筋扭痛（特效）。

【针法】直刺 0.5～1.0 寸。

❖ 外三关 ❖

（三关上、三关中、三关下，董氏七十二绝针之一）

【定位】外踝尖与膝盖外侧高骨直线上，中点处为三关中穴。三关中穴与外踝尖中点处为三关下穴。三关中穴与膝盖高骨中点处为三关上穴。

【主治】扁桃体炎、扁桃体瘤、扁桃体癌、喉炎、喉癌（特效）、肺癌（有奇效）、腮腺炎、肩臂痛、各种瘤、红鼻子（特效）、粉刺（效佳）、瘰疬（特效）、甲状腺肿。

【针法】针刺 1.0～1.5 寸，或以三棱针点刺出血效果卓著。

❖ 光 明 ❖

【定位】内踝尖直后 1 寸再直上 2 寸处。

【主治】散光、弱视、白内障、中风、半身不遂。

【针法】针深 3～5 分。

第八章　八八部位

（大腿部位）

❖ 通　关 ❖

【定位】当大腿正中线之股骨上，距膝盖横纹上5寸处。

【主治】心脏病、心口痛、心两侧痛、心脏性之风湿病、头晕、眼花、心悸、胃病、四肢痛、脑出血、膝盖痛。

【针法】针深0.5~2.5寸。

❖ 通　山 ❖

【定位】通关穴上2寸处。

【主治】心脏病、心口痛、心两侧痛、心脏性之风湿病、头晕、眼花、心悸、胃病、四肢痛、脑出血、膝盖痛。

【针法】针深0.5~2.5寸。

❖ 通　天 ❖

【定位】通山穴上2寸处。

【主治】心脏病、心口痛、心两侧痛、风湿性心脏病、头晕、眼花、心悸、胃病、四肢痛、脑出血、膝盖痛。

【针法】针深 0.5～2.5 寸。

❖ 通 灵 ❖

【定位】在通关穴直下 2 寸处（在大腿正中线之大腿骨上，距膝盖横纹上 3 寸）。

【主治】前额头痛、头晕、心神不安、心脏积水、手脚发抖、胸痛、血管硬化、半身不遂。

【针法】直刺 0.5～0.8 寸或斜刺 0.5～1.0 寸，由下往上刺。

❖ 通 心 ❖

【定位】在大腿正中线之大腿骨上，膝盖横纹上 1 寸。

【主治】前额头痛、头晕、心神不安、心脏积水、手脚发抖、胸痛、血管硬化、半身不遂。

【针法】直刺 0.5～1.5 寸。

❖ 姐妹一、姐妹二、姐妹三 ❖

【定位】姐妹一穴位于通山穴向内横开 1 寸，再上 1

寸处。姐妹二穴位于姐妹一穴直上 2.5 寸处。姐妹三穴
位于姐妹二穴直上 2.5 寸处。

【主治】子宫肌瘤、子宫炎、月经不调、经期不定、
子宫痒、肠痛、胃出血。

【针法】针刺 1.5 ~ 2.5 寸。

❖ 感冒一、感冒二 ❖

【定位】感冒一穴位于姐妹二穴向内横开 1 寸处。
感冒二穴位于姐妹三穴向内横开 1 寸处。

【主治】重感冒、高热、发冷、感冒头痛。

【针法】针刺 0.5 ~ 1.5 寸。

❖ 通 肾 ❖

【定位】膝盖内侧上缘凹陷处，赤白肉际上是穴。

【主治】阳痿、早泄、淋病、肾炎、头晕、腰痛、
风湿病、子宫痛、赤白带下。

【针法】针深 0.5 ~ 1.5 寸。

❖ 通 胃 ❖

【定位】通肾上 2 寸处。

【主治】阳痿、早泄、淋病、肾炎、头晕、腰痛、
风湿病、子宫痛、赤白带下。

【针法】针深 0.5～1.5 寸。

❖ 通 背 ❖

【定位】通胃上 2 寸是穴。

【主治】阳痿、早泄、淋病、肾炎、头晕、腰痛、风湿病、子宫痛、赤白带下。

【针法】针深 0.5～1.5 寸。

❖ 明 黄 ❖

【定位】大腿内侧正中央是穴。

【主治】肝脾硬化、肝炎、骨骼膨大、脊椎骨膜炎、疲劳、腰酸、眼昏、眼痛、消化不良、肝痛、白细胞过多症（特效）。

【针法】针刺 1.5～2.5 寸。

❖ 天 黄 ❖

【定位】明黄上 3 寸是穴。

【主治】肝脾硬化、肝炎、骨骼膨大、脊椎骨膜炎、疲劳、腰酸、眼昏、眼痛、消化不良、肝痛、白细胞过多症（特效）。

【针法】针刺 1.5～2.5 寸。

❖ 其 黄 ❖

【定位】明黄下 3 寸是穴。

【主治】肝脾硬化、肝炎、骨骼膨大、脊椎骨膜炎、疲劳、腰酸、眼昏、眼痛、消化不良、肝痛、白细胞过多症（特效）。

【针法】针刺 1.5～2.5 寸。

❖ 木 全 ❖

（又称火全穴）

【定位】在其黄穴直下 1.5 寸处。

【主治】黄疸、头晕、眼花、背痛、急性胆囊炎、脊背痛、足跟痛。

【针法】直刺 1.5～2.5 寸。

❖ 木 枝 ❖

（又称火枝穴）

【定位】在其黄穴直上 1.5 寸处。

【主治】黄疸、头晕、眼花、背痛、急性胆囊炎。

【针法】直刺 1.5～2.0 寸。

❖ 木 华 ❖

【定位】在明黄穴直上 1.5 寸处。

【主治】黄疸、头晕、眼花、背痛、急性胆囊炎、脊背痛、足跟痛。

【针法】直刺 1.5～2.5 寸。

❖ 木 脊 ❖

【定位】在天黄穴直上 1.5 寸处。

【主治】黄疸、头晕、眼花、背痛、急性胆囊炎、脊背痛、足跟痛。

【针法】直刺 1.5～2.5 寸。

❖ 驷马一、驷马二、驷马三 ❖

【定位】驷马一穴位于大腿外侧正中线，髋骨上缘 7 寸内开 3.5 寸处（即胆经风市穴），或直立时手臂下垂，中指尖前开 3.5 寸处。驷马二穴位于驷马一穴上 2 寸处。驷马三穴位于驷马二穴上 2 寸处。

【主治】背痛、腰痛、肺病、鼻炎、耳聋、耳鸣、面神经麻痹、结膜炎、哮喘、半身不遂、牛皮癣、下肢扭伤等。

【针法】针深 1.0～2.5 寸。

❖ 下泉、中泉、上泉 ❖

【定位】下泉穴位于膝关节外侧正中央直上 2.5 寸

处。中泉穴位于下泉穴直上 2 寸处。上泉穴位于中泉穴直上 2 寸处。

【主治】颜面神经瘫痪（特效）、面神经痉挛、口眼歪斜（特效），半身瘫痪、脑血栓、中风后遗症、皮肤过敏。

【针法】针刺 0.3～1.0 寸。

❧ 金前下 ❧

【定位】在膝盖骨外侧上角之直上 1 寸处。

【主治】胸骨外鼓、肺弱、癫痫、头痛、肝弱、皮肤敏感。

【针法】针刺 0.3～1.0 寸。

❧ 金前上 ❧

【定位】在膝盖骨外侧上角上 2.5 寸处。

【主治】胸骨外鼓、肺弱、癫痫、头痛、肝弱、皮肤敏感。

【针法】针刺 0.3～1.0 寸。

❧ 中九里、上九里、下九里 ❧

【定位】中九里穴位于直立时手臂下垂，中指尖所触之处。上九里穴位于中九里向内 1.5 寸处。下九里穴位于中九里向外 1.5 寸处。

【主治】腰背痛、颈项痛、脊椎骨痛、头晕眼胀、手臂麻木、下肢无力。

【针法】针刺 1.0 ~ 2.5 寸。

❖ 七 里 ❖

【定位】大腿外侧，在中九里穴下 2 寸处。

【主治】皮肤病、半身麻痹、腿痛、胸痛、背痛、神经痛、肺病、腹胀痛。

【针法】直刺 2 ~ 3 寸。

❖ 金营上、金营下 ❖

（均为董氏七十二绝针之一）

【定位】金营上穴位于中九里穴上 2 寸，向外横开 5 分处。金营下穴位于金营上穴直上 2 寸处。

【主治】药物中毒、食物中毒、急性胃肠炎、全身痛，各种急症。

【针法】直刺 1.5 ~ 3.0 寸。

❖ 解 穴 ❖

【定位】膝盖骨外侧上角直上 1 寸，向前横开 3 分。

【主治】晕针、跌打损伤、肝经逆乱及疲劳过度引起之诸痛。

【针法】针刺 3~5 分。

❖ 失音二 ❖

【定位】膝盖内侧之中点 1 穴，再向下 2 寸 1 穴，共 2 穴。

【主治】哑嗓、喉炎、失音。

【针法】针刺 5~8 分。

❖ 火 府 ❖

（董氏七十二绝针之一）

【定位】俯卧取穴，臀下横纹正中央直下 3 寸处。

【主治】脊椎骨骨刺、坐骨神经痛（特效）、颈椎骨骨刺（奇效）、腰痛、背痛、后脑部挫伤、脑神经痛、项紧痛、偏头痛、胸闷、肾炎、痔疮（特效）、半身不遂、冠心病（特效）。

【针法】直刺 1.0~2.5 寸或用三棱针点刺出血立即见效。

❖ 火 梁 ❖

（董氏七十二绝针之一）

【定位】当臀下横纹正中央直下 7 寸处是穴，即火府穴下 4 寸处。

【主治】脊椎骨骨刺、坐骨神经痛（特效）、颈椎骨骨刺（奇效）、腰痛、背痛、后脑部挫伤、脑神经痛、项紧痛、偏头痛、胸闷、肾炎、痔疮（特效）、半身不遂、冠心病（特效）。

【针法】直刺 1.0～2.5 寸或用三棱针点刺出血立即见效。

❖ 火 昌 ❖

（董氏七十二绝针之一）

【定位】在火梁穴下 3 寸，即在后腿横纹正中央（委中穴）直上 4 寸处。

【主治】脊椎骨骨刺、坐骨神经痛（特效）、颈椎骨骨刺（奇效）、腰痛、背痛、后脑部挫伤、脑神经痛、项紧痛、偏头痛、胸闷、肾炎、痔疮（特效）、半身不遂、冠心病（特效）。

【针法】直刺 1.0～2.5 寸或用三棱针点刺出血立即见效。

❖ 木 府 ❖

（董氏七十二绝针之一）

【定位】在火府穴向内横开 2 寸处（臀下横纹正中央直下 3 寸）。

【主治】坐骨神经痛、下腰痛、背痛、头痛、肝炎、痔疮、痛经、前列腺肿大、骨刺、便秘、腹泻、膀胱炎、尿道炎、腿痛、风湿性关节炎、冠心病（特效）。

【针法】直刺 1~3 寸或三棱针点刺出血立即见效。

❖ 木 梁 ❖

（董氏七十二绝针之一）

【定位】在木府穴直下 4 寸，即火梁穴向内横开 2 寸处（臀下横纹正中央直下 7 寸向内横开 2 寸）。

【主治】坐骨神经痛、下腰痛、背痛、头痛、肝炎、痔疮、痛经、前列腺肿大、骨刺、便秘、腹泻、膀胱炎、尿道炎、腿痛、风湿性关节炎，冠心病（特效）。

【针法】直刺 1~3 寸或三棱针点刺出血，立即见效。

❖ 木 昌 ❖

（董氏七十二绝针之一）

【定位】在火昌穴向内横开 2 寸（后腿横纹正中央直上 4 寸），距膝横纹 4 寸处。

【主治】坐骨神经痛、下腰痛、背痛、头痛、肝炎、痔疮、痛经、前列腺肿大、骨刺、便秘、腹泻、膀胱炎、尿道炎、腿痛、风湿性关节炎，冠心病（特效）。三棱针点刺出黑血立即见效。

【针法】直刺 1～3 寸或三棱针点刺出血，立即见效。

❖ 金　府 ❖

【定位】在臀下横纹正中央直下 3 寸，向外横开 2 寸处。

【主治】肩臂痛、腰痛、坐骨神经痛（特效）、两胁痛、偏头痛、半身不遂、痿证、背痛、痔疮、急慢性肺炎、胸痛、冠心病。

【针法】直刺 1～3 寸或三棱针点刺出血，立即见效。

❖ 金　梁 ❖

【定位】在金府穴（臀下横纹 3.5 寸）直下 4 寸，即火梁穴向外旁开 2 寸处。

【主治】肩臂痛、腰痛、坐骨神经痛（特效）、两胁痛、偏头痛、半身不遂、痿症、背痛、痔疮、急慢性肺炎、胸痛、冠心病。

【针法】直刺 1～3 寸或三棱针点刺出血，立即见效。

❖ 金 昌 ❖

【定位】在金梁穴直下3寸，距膝横纹4寸处。

【主治】肩臂痛、腰痛、坐骨神经痛（特效）、两胁痛、偏头痛、半身不遂、痿证、背痛、痔疮、急慢性肺炎、胸痛、冠心病。

【针法】直刺1～3寸或三棱针点刺出血，立即见效。

❖ 上 奇 ❖
（双奇之一）

【定位】在膝窝横纹正中央向外侧横开1.6寸处，委中穴之外侧。

【主治】心肌肥厚、心脏无力、心肌梗死（特效）、心绞痛（特效）、头痛、背痛、胸痛（特效）。

【针法】直刺0.5寸或以三棱针出血，立即见效。

❖ 下 奇 ❖
（双奇之二）

【定位】在膝窝横纹正中央向内侧横开1.6寸，委中穴之内侧。

【主治】心肌肥厚、心脏无力、心肌梗死（特效）、心绞痛（特效）、头痛、背痛、胸痛（特效）。

【针法】直刺 0.5 寸或以三棱针出血，立即见效。

❖ 土 灵 ❖

（董氏七十二绝针之一）

【定位】在通胃穴向内横开 1 寸处。

【主治】恶性贫血（再生不良性贫血症状）、血癌（白细胞过多或过少症）、急性病。

【针法】直刺 1.0 ~ 1.5 寸。

❖ 土 昌 ❖

（共 5 个穴）

【定位】在通肾穴向内横开 2 寸，通肾穴在膝髌骨内侧上缘凹陷处。每穴直上 2 寸增加 1 穴，共 5 穴。

【主治】脾腺炎、脾肿大、四肢痛、头昏、头晕、头痛、胃酸过多、肝炎、胆囊炎、肝硬化、白细胞过少症。

【针法】直刺 1.5 ~ 2.0 寸。

第九章　九九部位

（耳朵部位）

❖ 耳　环 ❖

【定位】位于耳垂正中央处。

【主治】醒酒。

【针法】由外向内（面部）斜刺 1～2 分。

❖ 耳　背 ❖

【定位】位于耳背处上 2/3，青筋显露处是穴。

【主治】喉炎、喉蛾。

【针法】三棱针出血。

❖ 金　耳 ❖

【定位】位于耳壳背之外缘上端。

【主治】肺弱引起之坐骨神经痛、腰脊椎骨弯曲、过敏性感冒。

【针法】直刺 1～2 分。

❖ 水 耳 ❖

【定位】位于对耳轮之外缘下端。

【主治】肺弱引起之坐骨神经痛、腰脊椎骨弯曲、过敏性感冒。

【针法】直刺 1~2 分。

❖ 木 耳 ❖

【定位】位于耳后上半部横血管之下约 3 分处是穴。

【主治】肝硬化。三棱针点刺出血效佳。

【针法】直刺 1~2 分或用三棱针点刺出血。

❖ 火 耳 ❖

【定位】位于对耳轮之外缘中部取之。

【主治】心脏衰弱及膝盖痛、四肢痛。

【针法】直刺 1~2 分。

❖ 土 耳 ❖

【定位】位于耳甲腔之中取之。

【主治】神经衰弱、红细胞过多、高热、糖尿病。

【针法】直刺 1~2 分。

❖ 耳 三 ❖

【定位】位于耳轮外缘上端、中央、下端各一穴点，计3个穴点。

【主治】霍乱、偏头痛、感冒、扁桃腺炎、顽固性面肌痉挛、麦粒肿。

【针法】三棱针出血，每次取2～3穴。

第十章　十十部位

（头面部位）

❖ 正　会 ❖

【定位】头顶正中线与两耳尖连线的交点处。

【主治】高热、目赤、癫狂、中风后遗症、体弱、惊风。

【针法】横刺，可向前后或左右进针 0.5～1.5 寸，或三棱针点刺出血。

❖ 前　会 ❖

【定位】正会前 1.5 寸处。

【主治】高热、目赤、癫狂、中风后遗症、体弱、惊风。

【针法】横刺，可向前后或左右进针 0.5～1.5 寸，或三棱针点刺出血。

❖ 后　会 ❖

【定位】正会穴后 1.5 寸处。

【主治】头痛、眩晕、骨结核、脊椎骨疼痛、面神经瘫痪、精神障碍、中风后遗症等。

【针法】同正会穴，或直刺 1~3 分。

❖ 州 圆 ❖

【定位】当正会穴向右及左旁开 1.3 寸处（左右各1 穴）。

【主治】半身不遂、四肢无力、虚弱、气喘、坐骨神经痛、背痛、神经失灵。

【针法】横刺，可向前后或左右进针 0.5~1.5 寸，或三棱针点刺出血。

❖ 州 昆 ❖

【定位】当州圆穴直后 1.5 寸处（左右各 1 穴）。

【主治】半身不遂、四肢无力、虚弱、气喘、坐骨神经痛、背痛、神经失灵。

【针法】横刺，可向前后或左右进针 0.5~1.5 寸，或三棱针点刺出血。

❖ 州 仑 ❖

【定位】当州圆穴直前 1.5 寸处（左右各 1 穴）。

【主治】脑瘤及半身不遂、四肢无力、虚弱、气喘。

【针法】横刺，可向前后或左右进针 0.5~1.5 寸，或三棱针点刺出血。

❖ 总 枢 ❖

【定位】后发际正中直上 8 分处。

【主治】呕吐、霍乱、项痛、失音。

【针法】针刺 3～5 分，或三棱针点刺出血。

❖ 镇 静 ❖

【定位】当两眉头之间正中之上 3 分处是穴。

【主治】神经错乱、四肢发抖、两腿酸软、四肢神经瘫痪、鼻炎、小儿惊厥、产后血晕、高血压、失眠、眼球疼痛等。

【针法】针刺 3～5 分，由上至下，夹持刺入。

❖ 上 里 ❖

【定位】当眉头之上 2 分处。

【主治】头痛、一切目疾。

【针法】针深 1～2 分，或三棱针点刺出血。

❖ 四腑二 ❖

【定位】当眉中央之直上 2 分处。

【主治】小腹胀、头痛、一切目疾。

【针法】针深 1~2 分，或三棱针点刺出血。

❖ 四腑一 ❖

【定位】当眉尖之上 2 分处。

【主治】头痛、一切目疾。

【针法】针深 1~2 分，或三棱针点刺出血。

❖ 正 本 ❖

【定位】鼻尖端正中，凹陷处。

【主治】过敏性鼻炎、癔病。

【针法】针尖由鼻尖端斜上刺入，针深 0.5~
1.5 寸。

❖ 马金水 ❖

【定位】外眼角直下方，颧骨下缘凹陷处。

【主治】肾结石、肾炎、闪腰、岔气、鼻炎、面部
神经功能紊乱。

【针法】针深 1~3 分。

❖ 马快水 ❖

【定位】马金水直下 4 分，约与鼻下缘齐处。

【主治】膀胱结石、膀胱炎、小便频数、脊椎骨痛、

鼻炎。

【针法】针深 1～3 分。

❖ 腑　快 ❖

【定位】与鼻下缘齐平，从鼻角向外横开 5 分处。

【主治】腹胀、腹疼痛、疝气。

【针法】横刺，可向前后或左右进针 0.5～1.5 寸，或三棱针点刺出血。

❖ 六　快 ❖

【定位】从人中央向外平开 1.4 寸处。

【主治】尿道结石、尿道炎。

【针法】横刺，可向前后或左右进针 0.5～1.5 寸，或三棱针点刺出血。

❖ 七　快 ❖

【定位】当嘴角外开 5 分处。

【主治】面部麻痹、肺虚弱、尿道结石。

【针法】横刺，可向前后或左右进针 0.5～1.5 寸，或三棱针点刺出血。

❖ 木 枝 ❖

【定位】马金水外上方斜开 1 寸处。

【主治】胆虚、胆结石、小儿夜啼。

【针法】针刺 1～3 分。

❖ 水 通 ❖

【定位】嘴角下 4 分处。

【主治】风湿病、肾虚诸症、闪腰岔气。

【针法】针由内向外斜扎，针刺 1～5 分，若向颧骨方向皮下针入针可至 1.5 寸。

❖ 水 金 ❖

【定位】水通内开 5 分，与下唇平行处。

【主治】风湿病、肾虚诸症、闪腰岔气。

【针法】针由内向外斜扎，针刺 1～5 分，若向颧骨方向皮下针入针可至 1.5 寸。

❖ 玉 火 ❖

【定位】眼中央直下，颧骨直下凹陷处。

【主治】坐骨神经痛、肩臂痛、四肢痛、膝盖痛、颧骨痛、腮骨痛。

【针法】针刺 1～3 分。

❖ 鼻 翼 ❖

【定位】鼻翼上端，鼻翼沟陷中。

【主治】眉棱骨痛、头昏眼花、肾虚、四肢骨痛、面神经麻痹、舌紧舌硬、舌痛、偏头痛、喉痛。

【针法】针刺 1~2 分。

❖ 州 火 ❖

【定位】用手压耳抵头，在耳尖上 1.5 寸处。

【主治】风湿性心脏病、四肢无力、腰痛。

【针法】横刺，可向前后或左右进针 0.5~1.5 寸，或三棱针点刺出血。

❖ 州 金 ❖

【定位】从州火穴向后 1 寸处。

【主治】肺经之腰痛、坐骨神经痛及风湿痛。

【针法】横刺，可向前后或左右进针 0.5~1.5 寸，或三棱针点刺出血。

❖ 州 水 ❖

【定位】在后脑高骨之尖端中央 1 穴，其上 8 分又 1 穴，共 2 穴。

【主治】腰部脊椎骨痛、下肢麻痹、神经无力。

【针法】横刺，或三棱针点刺出血。

第十一章　背部部位

❖ 分枝上 ❖
（董氏三十二解穴之一）

【定位】在肩胛骨与骨连接之叉口下 1.5 寸处。

【主治】药物中毒、各种虫毒（蛇、蝎、蜈蚣等）、狐臭、口臭、糖尿病、疯狗咬伤、小便痛，血淋、性病之淋病、梅毒、食物中毒、服毒自杀（轻者可治、重者难医）、全身发痒、煤气中毒、原子尘中毒、胸痛。

【针法】直刺 1.0 ~ 1.5 寸。

❖ 分枝下 ❖
（董氏三十二解穴之一）

【定位】在分枝上穴直下 1.5 寸处。

【主治】药物中毒、各种虫毒（蛇、蝎、蜈蚣等）、狐臭、口臭、糖尿病、疯狗咬伤、小便痛，血淋、性病之淋病、梅毒、食物中毒、服毒自杀（轻者可治、重者难医）、全身发痒、煤气中毒、原子尘中毒、胸痛，兼治乳腺炎。

【针法】直刺 1.0 ~ 1.5 寸。

❖ 分枝中 ❖

（董氏三十二解穴之一）

【定位】在分枝下穴向内横开6分。

【主治】药物中毒、各种虫毒（蛇、蝎、蜈蚣等）、狐臭、口臭、糖尿病、疯狗咬伤、小便痛、血淋、性病之淋病、梅毒、食物中毒、服毒自杀（轻者可治、重者难医）、全身发痒、煤气中毒、原子尘中毒、胸痛，兼治乳腺炎。

【针法】直刺1.0～1.5寸。

❖ 七 星 ❖

【定位】即总枢下1寸之分枢、下2寸之时枢，时枢、分枢向两侧各横开8分之支禹、士禹穴，共计7穴点。

【主治】呕吐（五脏不安）、感冒头痛、小儿高热、小儿急慢惊风症。

【针法】三棱针点刺出血。

❖ 五 岭 ❖

【定位】即大椎骨下第二节起，每下1节为1穴，至第十椎下止，计10穴；大椎骨下第二节旁开3寸，每下1寸为1穴，计有8穴；大椎骨下第二节旁开6寸，每下 1 寸为 1 穴，计有 7 穴。共计 40 穴。

【主治】高血压、重感冒、阵发性头晕头痛、中风后遗症、诸霍乱、诸痧证、呕吐。

【针法】三棱针点刺出血。

❈ 双 凤 ❈

【定位】大椎骨下第二与第三脊椎间，左右各横开 1.5 寸起，每下 1 寸为 1 穴。计有 7 穴。

【主治】手脚疼痛、麻木，手足血管硬化。

【针法】三棱针点刺出血。

❈ 三 金 ❈

【定位】第三、四、五椎旁开 3 寸处各 1 穴点，金斗、金吉、金陵，计 3 穴。

【主治】膝盖痛。

【针法】三棱针点刺出血。

❈ 九 猴 ❈

【定位】第二胸椎旁开 0.5 寸之火凤穴起，每下 1 寸 1 穴，计有 3 穴（含火凤），大椎旁开 3 寸之金堂穴起每下 1 寸 1 穴，计有 4 穴（含金堂），第二椎旁开 6 寸之金枝及下 1 寸之金精，计 2 穴，总共 9 穴，为治疗猴痧之要穴，故称九猴穴。

【主治】猴痧，72 种痧症。

【针法】用三棱针点刺出血特效。

❖ 精 枝 ❖

【定位】第二、三椎胸旁开 6 寸处，计 2 穴点。

【主治】小腿发胀、小腿痛。

【针法】三棱针点刺出血。

❖ 金 林 ❖

（金枝、金精、金神）

【定位】金枝位于第四胸椎旁开 6 寸处，金精位于第五胸椎旁开 6 寸处，金神位于第六胸椎旁开 6 寸处。

【主治】大腿痛、坐骨神经痛。

【针法】三棱针点刺出血。

❖ 感冒三 ❖

【定位】大椎骨凹陷为 1 穴点（即督脉之陶道穴）；第五椎旁开 3 寸（膀胱经之魄户穴）处，左右各 1 穴点，计 3 穴点。

【主治】重感冒、发热。

【针法】三棱针点刺出血。

❖ 冲 霄 ❖

【定位】第二十椎下凹陷处，第二十一椎下凹陷处及第二十一椎下凹陷处下方1寸处，计3穴点。

【主治】小脑痛、小脑胀、项骨正中胀痛。

【针法】三棱针点刺出血。

❖ 三 江 ❖

【定位】包括第十三椎下之分线穴起，每下1节1穴，其顺序为水分、水充、水管、六宗、凤巢、主巢6穴及十四椎下旁开四指之六元、六满、六道、华巢、环巢、河巢穴，两边共12穴。

【主治】经闭、子宫炎、肠炎、闪腰、岔气、急性肠炎。

【针法】三棱针点刺出血。

❖ 双 河 ❖

【定位】第十四椎旁开3寸起，每下1寸各1穴，计6穴，两侧合计12穴。

【主治】手臂痛，肩臂痛。

【针法】用三棱针点刺出血。

第十二章　前胸部穴位

❖ 喉蛾九穴 ❖

【定位】喉结正中央及上1寸和下1.5寸处，另加该3处左右旁开下1.5寸，共9穴。

【主治】喉蛾、喉痛、甲状腺炎、喉痒、顽痰黏喉不出。

【针法】用三棱针点刺出血。

❖ 十二猴穴 ❖

【定位】平行锁骨下1.3寸处1穴，内外旁开1寸各1穴，共3穴，于此3穴下1.5寸处又3穴，左右共12穴，于锁骨与肋骨间凹陷中央。

【主治】猴痧（猩红热）、哮喘、肝霍乱、下痢不止（特效）。伤寒、重感冒、霍乱均会引起猴痧。

【针法】用三棱针点刺出血，扎针时需将穴部皮肉捏起，以免扎伤筋及软骨。

❖ 金五穴 ❖

（金肝穴，金阴穴，金阳穴，金转穴，金焦穴）

【定位】在胸骨上端半月状之下陷凹处为金肝穴，每下 1 节为 1 穴。

【主治】肝霍乱、消化不良（胃胀）、肋痛、支气管炎、各种痧证。

【针法】用三棱针点刺出血。

❖ 胃毛七穴 ❖

【定位】从岐骨下缘陷凹处起直下 1 寸 1 穴，共 3 穴，旁开 1.5 寸各 2 穴，两边共 4 穴。

【主治】羊毛痧、胃病、胃出血、十二指肠溃疡、心悸。

【针法】用三棱针点刺出血。

❖ 腑巢二十三穴 ❖

【定位】肚脐直上 1 寸 1 穴，共 2 穴，肚脐每下 1 寸 1 穴，共 5 穴，肚脐旁开 1 寸 1 穴，其上 1 穴，其下 2 穴（共 4 穴，两边共 8 穴），肚脐旁开 2 寸 1 穴，其上 1 穴，其下 2 穴（共 4 穴，两边共 8 穴），总共 23 穴。

【主治】肠癌、绞肠痧（特效）、肠炎、子宫炎、肾炎、脐痛。

【针法】用三棱针点刺出血。

❖ 鲁 琳 ❖

【定位】肩峰内开2寸，锁骨下缘，粗隆边为鲁琳上穴；肩胛骨与肋骨连接之叉口下；向内斜开1.5寸处为鲁琳下穴。

【主治】食物中毒、药物中毒、疯狗咬伤、周身发痒、狐臭、口臭、糖尿病等。

【针法】针刺1.0～1.5寸。

第十三章　新增穴位

❖ 三黄穴 ❖

【定位】拇指一节中线尺侧3分线上，3个穴点。

【主治】肝炎、肝硬化、肝癌、子宫炎、卵巢炎、胁痛。

【针法】5分针，直刺1~3分。

❖ 双喘一二穴 ❖

【定位】食指第一、二节指纹的桡侧及尺侧尽头处是穴。

【主治】气喘、支气管炎、肺炎、高热。

【针法】5分针，直刺1~3分。

❖ 开脾穴 ❖

【定位】中指第三节正中央点。

【主治】食欲不振，胃口不开、呕吐、心闷、头昏。

【刮法】用刮痧板刮拭或点按15~20次。

【指法】指按、指压或用硬物点按刺激，7～15分钟。

❖ 土航一穴 ❖

【定位】无名指第一节正中央点处是穴。

【主治】头昏、呕吐、胃胀、气喘。

特效主治：腹痛。

【针法】5分针，直刺1～3分。

❖ 土航二穴 ❖

【定位】无名指第二节正中央处是穴。

【主治】脚麻、小腿外侧痛、腹痛、头昏。

特效主治：腹痛。

【针法】5分针，直刺1～3分。

❖ 三眼穴（3穴）❖

【定位】无名指第一节正中央点偏桡侧三分处1穴，上2.5分处1穴，下2.5分处1穴，共3穴。

【主治】消化不良、胰脏炎、脾脏炎、下痢、胃病呕吐、失眠、发热，本穴具有预防疾病、保健及强壮的作用、相当于足三里。治疗失眠配镇静穴。

【针法】5分针，直刺1～3分。

❖ 偏肩穴 ❖

【定位】无名指第二节中央尺侧五分处是穴。

【主治】肩背痛、五十肩、颈项痛、手背外侧痛、慢性肝炎。偏肩穴配灵骨穴、大白穴、中白穴效果更佳。

【针法】5分针，直刺1～3分。

❖ 分水三穴 ❖

【定位】小指第一节正中太阳一穴桡侧三分及上下二分处三个穴。

【主治】坐骨神经痛、腰痛、肾炎水肿、耳鸣、腰脊椎疝板症（骨刺）。

【针法】5分针，直刺1～3分。

❖ 水源穴 ❖

【定位】小指第一节正中央尺侧三分三穴。

【主治】颈椎骨骨刺、手麻、腹痛（水源穴配中白穴治颈部骨刺）。

手麻特效配穴：水源穴配肺灵穴治手麻（卓效）。

【针法】5分针，直刺1～3分。

❖ 通骨穴 ❖

【定位】小指第一、二节横纹中央内外侧三分，共2穴。

【主治】坐骨神经痛、腰痛、脊椎炎、脊椎长骨刺。

【针法】5分针，直刺1~3分。

❖ 水清三穴 ❖

【定位】小指第二节正中央桡侧三分及上下二分处，共3穴。

【主治】偏头痛、腰痛、腿痛、睾丸炎、肾炎水肿、尿道炎、膀胱炎。特效主治：偏头痛、腰痛、腿痛、睾丸炎、肾炎水肿、尿道炎、膀胱炎

【针法】5分针，直刺1~3分。

❖ 水海一穴 ❖

【定位】小指第二节正中央点尺侧三分及上下二分，共3穴。

【主治】项紧痛、背痛、腰痛、坐骨神经痛。特效主治：配腕顺一、二穴治腰背酸痛有卓效。

【针法】5分针，直刺1~3分。

❖ 土兴穴（2穴）❖

【定位】土兴一穴：中指第一节中央的火星上穴下3分处是穴。土兴二穴：在火星上穴上3分处。

【主治】胃痛、急慢性肠炎、两胁痛、脾脏炎、胃癌、牙痛。

【针法】5分针，直刺1～3分。

❖ 火龙三穴 ❖

【定位】中指第一节中央桡侧3分处1穴，上下2.5分处各1穴，共三穴。

【主治】心窝痛、心闷、胸痛、背痛、心脏扩大。特效：心绞痛、心脏麻痹。

【针法】5分针，直刺1～3分。

❖ 少白穴 ❖

【定位】手背小指第一节与第二节关节横纹中央偏桡侧三分处是穴。

【主治】腰脊椎骨刺、坐骨神经痛、腰痛、痔疮。

【针法】5分针，直刺1～3分。

❖ 正水（3 穴）❖

【定位】手背小指第一节正中央及内外侧三分处，3 穴。

【主治】腰酸痛、背痛、腿骨酸痛、腿外侧扭伤、肾盂炎、膀胱炎、尿道炎。（正水穴配中白穴使用效果显著。）

【针法】5 分针，直刺 1~3 分。

❖ 金星上穴 ❖

【定位】在掌面食指第二掌骨中央桡侧。

❖ 金星下穴 ❖

【定位】在金星上穴尺侧的三分。

【主治】肺病、肺结核、肺气肿、哮喘、支气管炎（金星上下穴配灵骨，大白两穴使用效佳）。

【针法】5 分针，直刺 1~3 分。

❖ 骨关穴 ❖

【定位】手掌朝上，当腕横纹正中央下（向手指方向）五分偏桡侧五分或食指与中指叉口直上腕横纹处下五分。

【主治】坐骨神经痛（奇效）、半身不遂（特效）、脊椎骨增生压迫神经痛（骨刺）、十二指肠炎、解尿酸毒、食物中毒、药物中毒（董氏三十二解针之一）。

特效主治：坐骨神经痛（奇效）。

【针法】5 分针，直刺 1 ~ 3 分。

❈ 木关穴 ❈

【定位】手掌朝上，当腕横纹正中央下五分偏尺侧五分处是穴。亦即中指与无名指叉口处直上至腕横纹下五分偏尺侧五分处。

【主治】腰痛（特效）心闷、两胁痛、黄疸病、坐骨神经痛、腿痛、腹膜炎、全身关节痛（特效）解尿酸毒、食物中毒、药物中毒（董氏三十二解针之一）。

特效主治：全身关节痛、尿酸性关节炎。

【针法】5 分针，直刺 1 ~ 3 分。

索　引

五　画

六 画

七 画

八 画

九　画

十　画

十一画

十二画

十三画

十四画

编　　后

　　自《董氏奇穴精要整理》、《董氏奇穴精要整理挂图》、《便携式董氏奇穴、经穴对照挂图》、《中华董氏奇穴临床整理》出版后，深得广大读者的支持和厚爱。笔者每天都会接到很多中医爱好者、针灸爱好者、董针爱好者和董针弘扬者的电话。应广大读者的要求，笔者为了更好地弘扬董氏奇穴、为了让读者及中医爱好者更好地理解、学习和使用董氏奇穴，使董氏奇穴人人会用，更好地服务于人类的健康，笔者再次编写了"董氏奇穴穴位速查"，还望广大读者再次给予支持并指出不足，笔者诚挚地说声谢谢，谢谢你们对中医的支持，谢谢你们为弘扬董氏奇穴所作出的贡献。

　　本书得以出版，还要感谢世界针灸学会联合会主席邓良月，中国针灸学会会长李维衡，北京玉林医院院长、国务院津贴专家史玉林教授，原文化部副部长潘振宙，中国工程院院士、原国家人事部常务副部长、全国政协委员程连昌，开国大典中南海接待处处长、原国家经贸委副主任郭英，最高人民检察院行政厅厅长孙佩生，第二炮兵司令员万忠林，中央办公厅老干部局主任魏润生，著名传记人物作家杨道金，武警总部副政委张玉堂，总参副部长戴清民，中央党校研究会副主任王伟华，总参政治部副主任姜迪生，国家人事部办公厅副主任齐国章等多位领导的支持和关爱。感谢董氏奇穴传人赖金雄老师、杨维杰老师、胡文智老师、胡丙权老师、郑全雄老师、胡光老师为笔者提供董氏奇穴的珍贵资料及对笔者的帮助。感谢"5维全息疗法"弘扬人：史大程、史大鹏、周凯华、孟燕、李玉梅、刘俊、孙丽、王敏峰、张瑞、刘彩玲、孙相国、孙国利、吴春良、庄玮、张凤英、李荣用、张邈、陈叔俊、李善海、杨小华。感谢多年来支持帮助我的良师益友杨宏生、李永泽、李少山、赫连玉龙、王平、王怀民、王静、马会敏、张旭龙、王凯、崔勇、任洪波、赵靖宇、刘毅、唐文学、邓德凯、吴幸强、曹立杰、梁亚辉、冯建恒、贾亮军、王占成、吴松、王育达、李华及提供董氏奇穴素材的所有老师。

本书如有不足之处还望业内人士指正。谢谢！

联系方式　18618320217　13717956948

邮箱　13717956948@139.com　　QQ　30812333

王　敏　石金芳

2013 年 5 月

参考文献

［1］杨维杰. 董氏奇穴针灸学［M］. 北京：中医古籍出版社, 2002.

［2］刘公望. 现代针灸全书［M］. 北京：华夏出版社, 1998.

［3］王启才. 王启才新针灸学［M］. 北京：中医古籍出版社, 2008.

［4］石学敏. 针灸治疗学［M］. 上海：上海科学技术出版社, 1998.

［5］王冰. 黄帝内经［M］. 北京：中医古籍出版社, 2003.

［6］杨继洲. 针灸大成［M］. 北京：人民卫生出版社, 2006.

［7］王敏. 董氏奇穴精要整理［M］. 沈阳：辽宁科学技术出版社, 2011.

［8］王敏. 董氏奇穴精要整理挂图［M］. 沈阳：辽宁科学技术出版社, 2012.

［9］王敏. 便携式董氏奇穴、经穴对照挂图［M］. 沈

阳：辽宁科学技术出版社，2012.

[10] 王敏. 中华董氏奇穴临床整理. 沈阳：辽宁科学技术出版社，2012.